土家医方药精选

主编　田华咏　梅之南

中医古籍出版社

图书在版编目（CIP）数据

土家医方药精选/田华咏，梅之南主编. –北京：中医古籍出版社，2014.1

（国家中医药管理局民族医药文献整理丛书）

ISBN 978 – 7 – 5152 – 0483 – 3

Ⅰ.①土… Ⅱ.①田… ②梅 Ⅲ.①土家族 – 民族 – 医学 – 验方 – 汇编 Ⅳ.①R297.3

中国版本图书馆 CIP 数据核字（2013）第 275287 号

土家医方药精选

主 编 田华咏 梅之南

责任编辑 伊广谦
封面设计 映象视觉
出版发行 中医古籍出版社
社 址 北京东直门内南小街 16 号（100700）
印 刷 北京金信诺印刷有限公司
开 本 850mm×1168mm 1/32
印 张 5.875
字 数 147 千字
版 次 2014 年 1 月第 1 版 2014 年 1 月第 1 次印刷
印 数 0001～1000 册
ISBN 978 – 7 – 5152 – 0483 – 3
定 价 12.00 元

土家医方药精选

主　　编　田华咏　梅之南

副 主 编　杨光忠　瞿显友　田　兰

编写人员　（按姓氏笔画为序）

田　兰　田华咏　刘新桥　杨光忠

陈旅翼　梅之南　陶昔安　熊　慧

熊鹏辉　瞿显友

编写单位　中南民族大学药学院

湘西土家族苗族自治州民族医药研究所

作者简介

田华咏，男，土家族，研究员。湘西自治州民族医药研究所原所长。现任中国民族医药学会副会长，中国民族医药学会土家医药分会会长，国家中医药管理局民族医药文献整理及适宜技术筛选推广项目专家组成员，湖南省非物质文化遗产项目评审专家委员会委员，湖南省中医药学会常务理事，湖南省中西医结合学会民族医药专业委员会主任委员。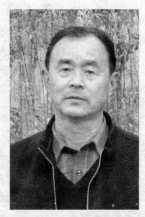

近年来，先后承担国家中医药管理局民族医药文献整理项目、"十一五"、"十二五"国家科技支撑项目、国家公共卫生资金项目10余项。先后获省部级科技进步二等奖1项，三等奖4项。主编出版学术专著10部，发表学术论文100余篇。

研究方向：土家族医药、苗医药；武陵山区民族医药发展史。

作者简介

梅之南，博士，教授，博士生导师。现任中南民族大学药学院院长，国家中医药管理民族药学重点学科带头人，国家中医药管理局民族药学三级实验室主任，湖北省中小企业共性技术民族药物研发推广中心主任。兼任第十届国家药典委员会委员、中国民族医药协会常务理事、中国民族医药学会常务理事、湖北省中药产业技术创新联盟副理事长、湖北省药学会常务理事、《时珍国医国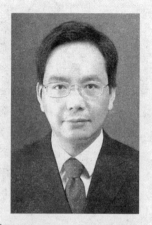药》编委等。出版《滨海药用植物》、《Percutaneous Penetration Enhancers（Vol 2）》等6部著作，7种药物已获新药证书及生产批文，32种药物已获生产批文。近五年来承担包括国家重大新药创制、国家科技支撑计划、国家自然科学基金在内的国家及省部级课题十五项。在国内外重要学术刊物上发表文章140多篇，其中SCI收录30篇。曾获国家民族医药先进个人荣誉称号，获得教育部科学技术进步一等奖、湖北省科学技术进步二等奖各一项（均排名第一）。

前　言

　　《土家族医药学》付梓面世 20 年来，时有同道们询问有关临床药方之事。最近，我们又从收集到的几千首土家族民间方药中遴选近千首单方、验方、秘方、偏方，编成《土家医方药精选》小册子，供读者在阅读《土家族医药学》一书时参考。因为在编写《土家族医药学》临床证治中限于篇幅，舍去了方药补遗部分。故此，将这本小册子作为《土家族医药学》临证章的附方集献给读者。

　　土家族民间药物资源丰富，防病治病方法多种多样，简、便、效、廉的民间方药流传甚广，深受群众喜爱。选入书中秘方、单方、验方、偏方，多是当名老土家族医传家之"宝"或经验之方，有的仅一味药，或几味药物组成，用法简单，使用方便，但在临床上常奏奇效。如单味水黄连治疗急性细菌性痢疾、急性病毒性肝炎临床治愈率达 90%；马蹄香泡包谷烧酒治眉毛风、风火牙痛有特效；恩施土家苗族自治州周柱贤老医生用五谷虫、神曲、白面油制成糕样药块，治小儿疳积，饮誉一方，并称该药方名为"胖娃娃"，可见药物之功效；桑植县钟以圣老医生，用红参、白附子、冰糖煎水内服，主治眩晕症，是其家传几代的"秘方"，此次也公布于众。对其他疑难杂症的单验方的临床效验不复枚举。以上例方，只是土家族民间方药中的一粟，但可窥见一斑。

　　我们在选编时，注重来源与效果。力求每方来源清楚，有献方人，确实一时难以确定献方人的，又确有效效，在方源中注明了某地民间方。在效果上注重临床疗效，有些验方是经现代临床验证并确定有疗效的，如上所述水黄连治疗肝炎、痢疾，苦荬药治菌痢，一点白治蛇伤等都是经过临床反复验证过的。有的验方经我们在调查民族医药时对治疗病例进行了重点随访，证实有疗效的；有的方药用中医理论进行解析，即符合中医理、法、方、药的基本原理，所选方药又再示土家族民间医药的乡土特色。我们通过编写这本方药集意将被人们遗记的东西重新拣回来，把古人的言外之意领略出来，使她重归群众之中。应用者能从中获得裨益，就算对我们编写《土家医方药精选》这本小册子所寄的厚望。

在编排上，疾病按大科分类，内科、外科、妇产科、儿科、五官科、皮肤科等。各科疾病病名，采用土家族医病名、中医病名及现代医学病名。在病名下立方，有的一病一方或多方。有些常见病多发病选法选方达数十种，如蛇伤方药达57方，痢疾44方，带下病28方，痔疮方24方，供临床应用时选择。

在收集土家族民间有效药方的数年中，得到了湘、鄂、渝、黔四省（市）边区近三十个土家族居住县市有关部门的大力支持和众多民族医药人员鼎力相助，才使方药收集工作得以顺利进行。选编时无数次忍痛割爱，只收录不足五分之一的方药，尚有大批方药有待进一步整理，谨此，对有关单位的大力支持，对献方人或推荐人，不论其方药此次选否，一并致以诚挚的谢意。

编　者
2013 年 8 月 8 日

目　　录

内　科

风寒感冒

【方1】樟树根皮 12g，葛根 10g，葱头 3 个，生姜 3 片。

用法：水煎服，1 日 1 剂，3 次分服。

说明：樟树根行气、温中、祛寒；葛根发汗解肌；葱头，生姜发汗解毒，故对风寒感冒有佳效。

方源：湖南省泸溪县洗溪镇杨顺松。

【方2】紫苏叶 10g，田边菊 10g，水菖蒲 10g，葱头 20g，克马草 10g，桑白皮 6g，生姜 2 片。

用法：水煎服，1 日 2 次，1 日 1 剂。可用红糖 30g 加温药水冲服。

方源：湖南省龙山县桶车乡夏家培。

【方3】炙甘草 5g，童便 150ml、甜酒 50ml。

用法：用新鲜的中段童便 150ml 煎炙甘草，煎至约 100ml，去渣冲甜酒内服。1 日 1 剂，3 次分服。

说明：该方是民间流传方，对风寒感冒效果较好。

【方4】紫苏叶 15g，细叶香薷 30g。

用法：用开水 300ml 冲泡，待温度降至 30℃ 以下时，将药水倒出，口服。药渣再加开水 200ml 冲泡 1 次如上法。15 岁以下，每岁用 1.5g 紫苏叶，1 日 1 剂，分数次冲服当茶饮。

说明：本方应用于暑热感冒多年，效果甚佳。

方源：湖南省龙山县兴隆乡滕永康。

【方5】鲜马耳朵 30g，克马草 30g，狗牙菜 15g，石菖蒲 15g。

用法：共洗净捣烂，冲开水温服，1 日 1 剂，2 次分服。头痛者，用药渣敷头部、前额、颈部等。

说明：马耳朵为鸭跖草科植物饭包草的全草，又名竹叶菜、千日晒。

方源：湖南省古丈县土家族民间方。

【方6】野菊花 30g，一柱香 10g，毛耳兔 15g。

用法：水煎服，1 日 2 次。

说明：一柱香即一支黄花；毛耳兔为荚果蕨的根茎，又称贯仲。

方源：湖南省湘西土家族民间方。

【方7】鸳鸯花藤 30g，苇根 15g，贯仲 10g，茅草根 15g，板蓝根 15g。

用法：水煎，温服，日服 3 次，每日一剂。2 至 3 剂可愈。

【方8】蜂窝球 20g，鸳鸯花藤 15g，白菊花 15g，葱白 10g。

用法：水煎，温服，日服 3 次，每日一剂，2 至 3 剂可愈。

【方9】桑叶 30g，野菊花 15g，苇根 15g，板蓝根 15g。

用法：水煎，温服，日服 3 次，每日一剂，2 至 3 剂可愈。

【方10】紫苏叶 10g，火葱 15g，生姜 3 片。

用法：水煎，温服，每日 3 次，日 1 剂，2 剂可愈。

【方11】紫苏叶 15g，白及 10g，荆芥 10g，生姜 3 片。

用法：水煎，温服，日服 3 次，每日 1 剂，2 至 3 剂可愈。

【方12】一枝黄花 5g，散寒草 15g，葛根 10g。

用法：水煎，温服，日服 3 次，每日 1 剂，2 至 3 剂可愈。

方 7 至方 12 为湘西土家族民间方。

【方13】生三步跳、生南星各适量。

用法：将上药捣成泥状，敷于囟门处，日1次。主治小儿感冒。

来源：贵州省沿河县刘梦云。

【方14】羊角6g，天麻6g，川芎9g。

用法：水煎，药水中加葱花冲服，1日1剂，2次分服。

方源：湖南省湘西土家族民间方。

【方15】生葛根30g，青蒿60g，葱头5个，黄荆子15g，生石膏适量。

用法：将上药捣烂，加米酒水调成糊状，敷太阳穴。

方源：湖南省石门县熊鹏辉。

【方16】苏叶10g，乌金七15g，马鞭草15g，野人丹草10g。

用法：水煎，内服。1日1剂，2次分服。

方源：湖北省鹤峰县向家恩。

【方17】分葱10g，紫苏叶10g，生姜10g。

用法：水煎，内服，1日1剂，2次分服。

方源：湖北省鹤峰县陈家声。

【方18】野菊花30g，人丹草30g，桔梗12g。

用法：水煎，内服。1日1剂，3次分服。

方源：湖北省长阳土家族自治县民间方。

【方19】紫苏叶10g，生姜10g，葱白12g。

用法：水煎，内服。1日1剂，3次分服。

方源：湖北省长阳土家族自治县民间方。

【方20】鲜人丹草15g，生姜20g，红糖50g。

用法：水煎，内服。1日1剂，3次分服。

方源：湖北省长阳土家族自治县民间方。

【方21】苏叶10g，乌金七15g，马鞭草15g，野人丹草10g。

用法：水煎，内服。1日1剂，2次分服。

方源：湖北省鹤峰县向家恩。

气 管 炎

【方1】大蒜子200g，冰糖250g。

用法：大蒜子去皮与冰糖放入碗中，水蒸，将大蒜子蒸溶为止，然后装入瓶内备用，日服3次。每次20g左右。

方源：湖南省湘西土家族民间方。

【方2】乌泡莲9g，杜鹃花（映山红）6g，益母草6g，水菖蒲6g，矮地茶6g。

用法：水煎，兑酒服，1日3次。

方源：湖南省永顺县土家族民间方。

【方3】甘草30g，干姜30g。

用法：将上药共研末，开水冲服3g。日服3次。

方源：湖南省湘西土家族民间方。

【方4】九牛造25g，矮地茶100g，乌柏50g。

用法：水煎，内服，1日1剂，2次分服。

说明：九牛造为大戟科植物九牛造的根，又名五朵云、震天雷学名泽漆。

方源：湖南省龙山县土家族民间方。

【方5】矮地茶50g，金线吊白米50g，白前50g，紫菀50g，三百棰15g，沙参10g，甘草7g。

用法：水煎服，1日1剂。

方源：湖南省石门县熊鹏辉。

【方6】羊奶子15g，抱牙齿（在火灰中煨至半生半热）15g，锦鸡儿15g，枇杷叶15g，汁儿根15g。

用法：水煎，内服。1日1剂，3次分服。

说明：羊奶子为胡颓子科植物胡颓子的果实。

方源：湖北省鹤峰县向家恩。

【方7】水竹叶15g，水灯草15g，灶心土20g，克马草15g，六月霜15g。

用法：水煎，内服。1日1剂，3次分服。

方源：湖北省鹤峰县土家族民间方。

【方8】大蒜20g，猪板油适量。

用法：大蒜去皮，加适量猪板油捣烂，外敷脚板心（涌泉穴）处，日敷1次，夜半去掉。

方源：湖北省鹤峰县唐三元。

【方9】酸汤杆30g，枇杷叶30g，阔叶十大功劳根茎30g。

用法：水煎，内服。1日1剂，3次分服。

方源：湖北省长阳土家族自治县民间方。

【方10】马齿苋（鲜）60g，打不死15g，首乌12g。

用法：水煎，内服。1日1剂，3次分服。

方源：湖北省长阳土家族自治县民间方。

【方11】五皮蛇泡草（又称五爪龙）、生姜、川椒各适量。

用法：将鲜药洗净捣烂挤汁，兑冷开水内服，1日1剂，3次分服。药渣外搽全身。

说明：本方为一老草医所献，屡用屡验。

方源：湖南省凤凰县黄丝桥民间方。

百　日　咳

【方1】巴岩虎（虎耳草）10g，冰糖10g，紫大蒜头2个。

用法：将巴岩虎洗净，大蒜去皮与冰糖一同水煎，去渣口服。1日1剂，2次分服。

说明：巴岩虎具有较好祛痰镇咳作用，紫大蒜为大蒜带紫色者，对各种细菌有杀灭和抑制作用，民间多用于肺部感染。

方源：湖南省吉首市民间方。

【方2】抱牙齿12g，三百棰6g，桔梗12g，白及12g。

用法：将上药煎沸。服时兑蜂糖。

方源：湖南省桑植县钟以圣。

【方3】火麻尖3g，紫苏尖6g，五匹风15g，兔耳风15g。

用法：水煎，加白糖，连续服。治初期百日咳。

【方4】大蒜30g。

用法：捣绒，加冷开水浸泡一天后，加白糖搅拌溶化后连服5至7天。

【方5】南天竹内皮（去粗皮）15g。

用法：水煎，加糖，每日服3次，连服10天。

【方6】枇杷叶（去毛）10g，五匹风10g，红火麻15g。

用法：水煎取浓汁，调蜂蜜兑服，每日3次。连服7日。

【方7】芫荽3g，满天星3g。

用法：捣如泥，包合谷穴（男左、女右），连包3至5次。

方源：方3～方7为湘西土家族民间方。

哮　喘

【方1】曼陀罗花1朵（亦可用叶），剪细，裹成烟卷烧吸。

【方2】毛青杠3g，水煎服。

【方3】大蒜50g，鲜狗肉500g。炖至肉烂熟后食服。

【方4】汁儿根30g，吉祥草30g，猪鬃草30g，冰糖50g至100g。水煎服。

【方5】葶苈子15g（包），白果10g（打碎），老萝卜30g。煎水服。

【方6】麻黄10g，杏仁10g，生石膏15g，制三步跳10g，紫菀15g，三百棰15g，枇杷叶30g，冬青叶30g。

用法：上药共研末，炼蜜为丸，每丸重10g。1日3次，每次 1 丸。

【方7】栀子 6g，桃仁 6g，杏仁 6g，白胡椒 1g，糯米 3g，鸡蛋清适量。

用法：将上药研细末后，用鸡蛋清调匀，于睡时敷双涌泉穴（男性敷左脚、女性敷右脚）。

【方8】柑桔 1 个，菜油少许。

用法：将柑桔开一小孔，放进菜油，蒸熟后食服。

【方9】麻绒 15g，尖贝 60g，鸡蛋 10 个。

用法：先将麻绒煎取浓汁，再加尖贝粉煎鸡蛋。分 10 次服完，日服 2 次。

【方10】猪苦胆一个，取汁放入碗内，再加入白酒 100ml，将酒点燃，待酒自然熄灭后，成人一次服完，小儿酌减。

方源：以上 10 方由重庆市石柱土家族自治县陶安昔推荐。

【方11】蝙蝠一只。

用法：去皮及内脏蒸食或用稀泥裹好后在火中烧焦，除去泥巴，将内脏去掉，吃肉，每日 1 次，分 2 次服。

说明：服药时忌食辛辣、酒等刺激性食物。

方源：湖南省湘西民间验方。

【方12】枇杷叶，芙蓉花各 20g，生姜 9g。

用法：水煎内服，1 日 1 剂，3 次分服。

方源：湖南省湘西民间验方。

【方13】鸡蛋、童便。

用法：取鸡蛋若干枚，浸泡于新鲜童便中，浸泡为冬 7 日，夏 3 日，取出洗净，煮熟后内服。1 日 1 次，1 次 1 枚鸡蛋，1 月为 1 疗程。

说明：尿、蛋常为滋阴润肺之品，民间也用于治痨病。

方源：湖北省鹤峰县唐三元。

【方14】蟾蜍一只（去皮及内脏），陈皮 3g，白胡椒 9g，制三步跳 6g。

用法：将白胡椒、制三步跳、陈皮研成细末，装入蟾蜍腹内，外用稀黄泥包裹后放入炭中烧至焦黄色，然后去泥，将蟾蜍研末，1 日 1 剂，3 次分服。

方源：湖南省泸溪县八什坪乡民间方。

【方 15】人参 9g，胡桃 6 枚，生姜 9g。

用法：水煎内服，1 日 1 剂，3 次分服。

说明：人参补气益肺，胡桃补肺敛肺，生姜止咳。故对虚性哮喘较好。

方源：重庆市秀山自治县民间验方。

【方 16】天泡子（全草）500g，紫金牛 500g，陈皮 500g，土贝母 100g，苏子 100g，云茯苓 200g，桑皮 300g，白术 300g。

用法：上药加水 6 公斤，煮取 2 公斤药汁，再加冰糖 100g。煎成浓汁糖浆 1 公斤，每日 3 次，每次 50ml。

说明：治慢性咳喘有特效。

方源：湘西土家族民间方。

【方 17】活鲫鱼一条。

用法：用人尿浸泡 3 天，晒干颜色放入锅内加水煮熟，内服。主治"扯吼"病，相当于西医的哮喘病。

方源：湘西土家族民间方。

头　昏

【方 1】土人参 30g，何首乌 30g，铁扫帚 30g。

用法：水煎，内服。1 日 1 剂，3 次分服。

方源：湖北省恩施自治州鹤峰县向家恩。

【方 2】大仙鹤草 20g，地骨皮 20g，头昏草 20g，臭牡丹皮 20g，桂鱼风 20g，鸡蛋 2 枚。

用法：用药物与鸡蛋共煮熟，每次内服去壳熟鸡蛋一枚，1日2次。1日1剂。

方源：湖北省鹤峰县土家族民间方。

【方3】何首乌50g，夜关门30g，合欢皮30g，忘忧草30g。

用法：水煎，内服。1日1剂，2次分服。

方源：湖北省鹤峰县土家族民间方。

【方4】地骨皮10g，豨莶草30g。

用法：水煎，内服。1日1剂，3次分服。

方源：湖北长阳自治县民间方。

咳　嗽

【方1】枇杷叶15g（去毛蜜炙），霜桑叶15g，肺筋草15g。

用法：水煎温服，日服3次，每日1剂。2至3剂可愈。

【方2】肺筋草20g，桑白皮15g，枇杷叶15g（去毛，蜜炙），炒莱菔子10g。

用法：水煎温服，日服3次，每日1剂。

【方3】十大功劳（茎、叶）20g，克马草15g，白茅根20g，前胡10g。

用法：水煎服，日服3次，每日1剂。

【方4】汁儿根30g，枇杷叶15g（去毛，炙），苇根15g。

用法：水煎服，每日3次，每日1剂。

【方5】汁儿根30g，鸳鸯花藤30g，桑白皮15g，三百棰（炙）10g，远志5g，甘草5g。

用法：水煎服，日服3次，每日1剂。

【方6】五匹风10g，陈艾5g，生姜10g，红糖30g，陈皮10g。

用法：水煎服，日服3次，每日1剂。

【方7】五匹风10g，兔耳风15g，肺筋草15g，紫苏叶12g，生姜5g。

用法：水煎服，日服3次，每日1剂。

【方8】鹿含草15g，老姜15g，紫苏根15g，杏仁10g。

用法：水煎服，日服3次，每日1剂。

【方9】三百棰10g，紫菀15g，远志5g，炒莱菔子10g，百果（打碎）10g。

用法：水煎服，日服3次，每日1剂。

【方10】制三步跳10g，陈皮10g，竹茹15g，紫苏叶10g，杏仁10g，生姜10g。

用法：水煎服，日服3次，每日1剂。

方源：方1～10由重庆市石柱自治县陶昔安推荐。

【方11】韭菜蔸100g，猪杀口肉250g。

用法：将韭菜蔸洗净，同猪杀口肉放于药罐中，久火熟熬，药肉同服。

方源：湖南省龙山县陈大樾。

【方12】核桃仁10g，干姜3g，蜂蜜适量。

用法：核桃仁与干姜共研成粉，兑蜂蜜内服。

1日1剂，2次分服。

方源：龙山县坡脚乡田义隆。

肺 脓 疡

【方1】败酱草15g，鸳鸯花12g，苇茎12g，冬瓜仁12g。加减：热甚加黄芩10g，连翘10g；咯血加白及果10g，地榆10g，仙鹤草10g；咳甚加贝母10g，杏仁10g。

用法：水煎服，1日2次。

说明：另用四方马兰、秤星树各200g，猪瘦肉200g。放入砂锅内，加水浸过药面（不要加盐），煮至水剩一半，去渣，吃肉喝汤，每日 1 剂，连服 6 至 7 剂为 1 个疗程。

典型病例：

患者刘××，男，35 岁，尖岩村人。

因咳嗽吐脓痰半年，伴有胸痛、畏寒、发热，X 线诊断右下肺脓疡。入院后用青霉素治疗 9 天，发热不退，其他症状未见改善。停用抗菌素，用上方治疗。一星期后症状减轻，继续治疗 35 天，X 线检查右下肺脓疡空洞闭合，症状消失，痊愈出院。

方源：湖南省龙山县兴隆乡滕永康。

【方 2】仓口七 12g，刀口肉（猪颈部肉）250g。

用法：炖食，1 日 2 次。

方源：重庆市秀山自治县杨秀银。

【方 3】牵牛子 10g，茯苓 10g，荆芥炭 6g，白芷 10g。

用法：水煎内服，1 日 3 次。

方源：湖南省湘西土家族民间方。

【方 4】阳尘、三两金、冲天泡、木通各 15g。

用法：水煎内服，1 日 1 剂，3 次分服。

方源：湖北省鹤峰县唐三元。

【方 5】白及 12g，桑白皮 6g。

用法：将药物用适量清水，以先武后文的火力煎烂，内放少许澄清的石灰水。每次吃白及 4 至 5 个，1 日 3 次，要服较长一段时间。

方源：湖南省石门县熊鹏辉。

肺 结 核

【方 1】五倍子 50g，七倍子 50g，三加皮 50g，野棉花根 15g，川芎 15g，川木通 50g。

　　用法：水煎内服，1 日 1 剂，2 次分服。15 剂为 1 疗程。

　　说明：七倍子即为"角倍"。

　　方源：湖南省龙山县土家族民间方。

　　【方2】王连 120g，三百棰 120g，白及 120g，去壳白果 49 枚。

　　用法：以上药物共研末，炼蜜为丸，每服 3g。1 日 3 次，连服 2 个月。

　　方源：湖南省湘西民间验方。

　　【方3】抱牙齿 15g，三百棰 6g，白及 12g，桔梗 12g。

　　用法：上药用 300ml 水煎，1 日 3 至 4 次。3 岁以下儿童服 30 至 50ml，4 至 6 岁儿童服 60 至 80ml。

　　说明：对阴虚火旺者或肺结核咯血者，剂量应加倍。

　　方源：湖南省桑植县钟以圣。

　　【方4】白果树根 15g，皂角刺根 15g，三月泡根 15g，地枇杷果 15g，芦苇根 15g，猪肺一只，黑豆 1 岁 1 粒。

　　用法：将药同猪肺同煎煮，待果豆熟后去渣，内服黑豆喝汤。1 日 3 次。

　　说明：服药时忌甜酒、白酒、烟及辛辣之物。

　　方源：湖南省龙山县卧龙水库张太胜。

　　【方5】肺形草 50g，冬花 9g，三百棰 15g，紫草 10g，桔梗 12g，白及 10g，生地 10g，熟地 10g，甘草 10g。

　　用法：水煎服，1 日 2 次，7 日为 1 疗程。

　　方源：湖南省吉首市土家族民间方。

　　【方6】棉耳朵树 40g。

　　用法：水煎服，1 日 1 次剂，3 次分服，连服 7 剂。

　　说明：棉耳朵树为瑞香科黄瑞香。

　　方源：湖南省凤凰县芙蓉桥乡民族医王祥协。

　　【方7】白及 30g，抱牙齿 30g，田三七 7g，藕节炭 30g，侧柏炭 10g，仙鹤草 20g。

用法：田三七研粉冲服，余药水煎，1 日 1 剂，3 次分服。

方源：湖南省永顺县羊峰乡樊学练。

【方8】三步跳 10g，厚朴 10g，矮地茶 15g，枇杷叶 10g。

用法：三步跳先用石灰水泡，去石灰水后，同其它共水煎服，日 1 剂。

方源：湖南省龙山县夏声鹏。

【方9】白及 1000g，红糖 1000g，猪油 1000g，熟糯米粉 1500g。

用法：白及研细末，与熟糯米粉拌匀。猪油放锅内溶化，加糖，再将白及、糯米粉加入混匀，以罐装好。每次两汤匙，1 日 1 次，温开水送下，饭前服。

方源：湖南省石门县院熊鹏辉。

【方10】糖罐子 2000g，冰糖 500g。

用法：将糖罐子去刺毛，剖开去核洗净，切碎加水 5000ml，熬膏，每早晚用蜂蜜水兑服 30ml。

【方11】萝卜片 1.5g。

用法：研末，分早晚 2 次白开水（或蜜糖水）送服。

【方12】八爪金龙（豆根）30g，鲜猪肉 500g。

用法：炖至烂熟为度，服用其汤肉，连服 2 至 3 剂。

【方13】石竹根 30g，打不死草 50g，糖罐子根 30g，石枣子 15g。

用法：水煎服，每日 3 次。

【方14】白及、王连、黄剥皮等量。

用法：共研细末，炼蜜为丸，每丸 6g。每早晚清盐水送服 1 丸。

【方15】十大功劳、白及、三百棒等量。

用法：共研细末，炼蜜为丸，每丸重 6g。每早晚用淡盐水送服 1 丸。

【方 16】 冬苋菜、汁儿根、猪鬃草各 30g。

用法：煮豆腐或炖猪心常服。3 次分服。

【方 17】 兰布裙 15g，焙干研末。

用法：用鸡汤或肉汤送服，每早晚各 1 次，每次 3g。

【方 18】 三百棰 20g，白及 20g，远志 5g，南沙参 15g，抱牙齿 20g。

用法：煎水服，日服 2 至 3 次。

【方 19】 生大蒜 50g，糯米 100g。

用法：用文火煎熟温服，每日 1 次。

方源：以上方由重庆市石柱土家族自治县陶昔安推荐。

【方 20】 血藤、锯齿草、笔筒草、白前、木通、毛猪耳朵各适量。

用法：以上药水煎内服，1 日 3 次。

说明：本方对小儿肺部淋巴结核疗效好。

方源：湖南省湘西民间验方。

咯　血

【方 1】 天冬 15g，打不死 15g，桑叶 15g，枇杷叶 12g，花粉 15g，茅根 20g，肺形草 20g，巴岩姜 12g，生姜 6g。

用法：水煎内服，1 日 1 剂，3 次分服。

说明：所治咯血，主要是肺燥或热伤经络所致咯血症。

方源：重庆市秀山自治县杨克之。

【方 2】 竹节人参 10g，生白及 10g，三百棰 10g，太子参 6g，制乳香 2g，鸳鸯花 8g，金刚刺根 10g。

用法：上药共研末，内服外用。

说明：可治多种出血症、如吐血、咯血、便血、血痢、崩漏、跌扑瘀血及外伤出血。外伤出血，上药粉 2 分钟后可止血。对妇女子宫出血有较好疗效。

方源：湖南省湘西自治州民间方。

【方3】牛耳大黄 10g，乌贼骨 10g，老虎泡 10g，救兵粮根 10g，紫珠叶 10g，侧柏叶 10g，花生衣 10g。

用法：水煎内服，1 日 1 剂，3 次分服。

说明：该方也可治血崩、胃出血、血小板减少性紫癜。

方源：湖北省来凤县杨洪兴。

【方4】土大黄 10g，侧柏叶 10g，酸汤杆 10g，石韦 8g，杏仁 10g，平地木 10g。

用法：水煎内服，1 日 1 剂，3 次分服。

方源：湖北省来凤县杨洪兴。

肝　炎

【方1】白芍 20g，茵陈 30g，柴胡 10g，当归 10g，白术 10g，板蓝根 15g，栀子 10g，酒大黄 10g，茯苓 10g，甘草 5g，黄连 5g，粉丹皮 10g。

用法：水煎服，1 日 1 剂，3 次口服，10 剂为 1 疗程。

方源：湖南省桑植县陈友德。

【方2】六月雪 30g，水灯草 15g，蒜盘树 15g，克马草 15g，田基黄 15g。

用法：煎水冲白糖内服，1 日 1 剂，3 次分服。

方源：湖南省保靖县清水乡那冲村罗兴树。

【方3】鸡合子花（夜鸭椿树）12g，田基黄 12g，子母鸡一只。

用法：将上药洗净放入剖开的子鸡肚内，然后放入锅内蒸熟。1 日 1 只子母鸡，分 2 至 3 次口服。

方源：湖南省保靖县普戎乡彭顺兴。

【方4】金鸡尾60g，白芍30g。

用法：水煎服，1日1剂，4次分服。

说明：据临床报道用金鸡尾单味煎剂口服治愈黄疸型肝炎，临床疗效较好。

方源：湖南省桑植县禹纯璞。

【方5】水黄连1000g。

用法：加工成浸膏片，每片含生药1.0g。1日3次，每次4片，30天为1疗程。

说明：水黄连为龙胆科川东獐牙菜。用此方治疗急性病毒性肝炎46例，治愈率为91.3%，优于齐墩果酸片对照组（76.19%）。

方源：湖南省湘西州民族医药研究所田华咏。

【方6】雷胆籽全草15g，小柁树根15g，田基黄12g，茵陈10g，柴胡12g，茯苓10g，泽泻10g。

用法：水煎服，1日1剂，2次分服，7日为1疗程。

说明：雷胆子，又名蛇附子，为葡萄科植物三叶崖爬藤的根。

方源：湖南省吉首市民间方。

【方7】满天星15g，克马草30g，马兰30g，阴阳莲30g，田基黄10g，南五味10g。

用法：水煎服，1日1剂。

方源：湖北省来凤县杨洪兴。

【方8】天泡子20g，木通6g，土茵陈10g，臭草根10g，酸汤杆15g，斑鸠窝15g，田基黄10g。

用法：水煎服，1日1剂。

方源：湖北省来凤县杨洪兴。

【方9】王瓜10g，苦瓜蒂10g，赤小豆5g。

用法：以上共研细末，1g 吹入鼻孔内（先口中含清水一口），使鼻中引出黄水。

方源：湖北省来凤县杨洪兴。

【方10】茵陈 30g，破铜钱 15g，藿香 10g，黄栀子 10g，黄剥皮 10g，狗屎柑壳 10g，谷芽 15g。

用法：水煎服，日服 3 次。

【方11】马鞭草 10g，泽兰 15g，川楝子 15g。

用法：水煎服，日服 3 次。

说明：治肝脾肿大疼痛。

【方12】鲜酸汤杆根 50g，红糖适量。

用法：水煎服，日服 3 次。

说明：用于黄疸型肝炎退黄期。

【方13】鲜满天星 30g，鲜破铜钱 30g，茵陈 30g，酸汤杆 20g。

用法：水煎服，日服 3 次。

说明：用于黄疸型肝炎退黄期。

【方14】栀子 15g，酸汤杆根 20g，土茯苓 15g。

用法：水煎服，日服 3 次。

说明：用于急性黄疸型肝炎退黄期。

【方15】茵陈 30g，破铜钱 30g，龙胆草 10g，栀子 10g，前仁 10g，柴胡 15g，通草 10g。

用法：水煎服，日服 3 次。

说明：黄疸退后去龙胆草。

【方16】仙鹤草 30g，透骨消 30g，马鞭草 30g。

用法：水煎服，日服 3 次。

说明：用于黄疸后期。

【方17】鲜半边莲 30g，铁灯台 15g，陈葫芦 30g，地枯萝卜 30g。

用法：水煎服，日服 3 次。

说明：治早期肝硬化。

【方 18】鲜小破铜钱 30g，茵陈 30g，满天星 30g，苇根 10g。

用法：水煎服，每日 3 次。

说明：治肝硬化腹水。

【方 19】鲜破铜钱 50g，满天星 20g，水皂角 15g，苦荞头 30g，五谷子根 10g，酸浆草 10g。

用法：水煎服，每日 3 次。

说明：治黄疸型肝炎退黄期。

方源：方 10～19 重庆市石柱土家族自治县陶昔安推荐。

【方 20】洋桃根 30g，大绿布 30g，水黄连 15g，甘草 10g，红枣 10g。

用法：用 500ml 清水煎，煎至 250ml，滤过、药渣加水 500ml，煎至 150ml，滤过，共 400ml，早晚各服 1 次，1 次 200ml。

方源：湖南省湘西州马伯元。

【方 21】万年青 25g，田基黄 15g，黄花草 25g，泽泻 20g，生石膏 15g。

用法：水煎内服，1 日 1 剂，3 次分服。

方源：湖南省永顺县彭继银。

【方 22】金鸡尾 60g，白芍 30g。

用法：水煎服，1 日 1 剂。

方源：湖南省桑植县禹纯璞。

【方 23】茵陈 30g，十大功劳 20g，地骨皮 20g，木贼 20g，破铜钱 30g，马鞭草 20g。

用法：水煎服，1 日 1 剂。

【方 24】茵陈 30g，黄剥皮 10g，栀子壳 10g，萹蓄 12g，石苇 10g，前仁 12g，甘草 6g。

用法：水煎服，1日1剂。

方源：湖南省石门县熊鹏辉。

【方25】栀子、荞麦三七、马黄草子、茵陈、大六角树皮、桃子树皮各10g。

用法：水煎内服，1日1剂，3次分服。

方源：湖南省大庸市屈丕新。

【方26】田基黄75g，马克草25g，千年矮25g，白茅根50g，野南瓜50g。

用法：水煎，1日1剂，分3次口服。

方源：湖南省龙山县张东海。

【方27】黑大豆2500g，童便适量。

用法：将黑豆浸泡入新鲜童便，浸泡时间冬七日夏三日。将黑豆取出晒干，用铁锅炒热密封备用。1日数次嚼烂。1次10至15g。

方源：湖北省鹤峰县向家恩。

【方28】金线吊葫芦50g，虎刺50g，茜草50g。

用法：水煎，内服。1日1剂，3次分服。

方源：湖南省石门县熊鹏辉。

肝硬化腹水

【方1】大通草12g，大血藤12g，木油树根皮5g，茅根10g。

用法：水煎内服，1日1剂，2次分服。

方源：湖南省保靖县普戎乡彭顺兴。

【方2】九牛造50g，乌桕50g，大路布50g，田基黄25g，射干50g，肥猪头50g。

用法：水煎服，1日1剂，2次分服。

说明：九牛造为大戟科植物九牛造的根，俗称断肠炎。肥猪头即中药肥猪头，学名商陆。

　　方源：湖南省龙山县民间方。

　　【方3】狗尾巴草50g，鲜克马草30g，蛇蜕10g，鲜构树根皮50g，鲜芦根50g。

　　用法：煎水内服，1日1剂，分三次服。

　　方源：湖南省龙山县彭御羽。

　　【方4】木子树根15g，茅草根15g，大通草15g，小通草15g。

　　用法：水煎内服，1日1剂，3次分服。

　　方源：湖南省龙山县夏声鹏。

　　【方5】陈大蒜（越陈越好）3个。

　　用法：将大蒜去皮，放在瓦钵中，加水淹没大蒜，放在火炉上，蒸至水干即可，不放油盐，一次服下，1日1次。

　　方源：湖南省石门县熊鹏辉。

　　【方6】生地200g，酒大黄200g，黄芩80g，白芍120g，桃仁（去皮尖）80g，杏仁（去皮尖）90g，油炸水蛭40g，虻虫60g，炙甘草100g。

　　用法：共研细末，炼蜜为丸。1日2次。每次14g。连服3至6个月。

　　方源：湖南省张家界市全烛廷。

胃　炎

　　【方1】马钱子10g，胡椒10粒。

　　用法：将马钱子烧存性，与胡椒研末吞服，1日1次。

　　方源：湖南省古丈县田家洞李宗登。

　　【方2】竹叶细辛9g，木香9g。

　　用法：研末备用，每次3g。1日3次。

说明：竹叶细辛即为徐长卿，摇竹消。

方源：湖南省龙山县土家族民间方。

【方3】隔山消15g，陈茄子15g，罗卜蔸15g。

用法：水煎服，1日1剂，2次分服。

方源：湖南省张家界市新桥乡向创业。

【方4】熟油子10g，川椒12g，谷精草12g。

用法：水煎服，1日1剂，3次分服，4剂为1疗程。

方源：湖南省古丈县田家洞李宗登。

【方5】菖蒲120g，飞落伞10g，狗屎柑壳10g，白蔻仁6g。

用法：水煎服，以煮沸后15分钟为好，1日3次。

方源：湖南省湘西民间验方。

【方6】一点白80g，震天雷20g。

用法：焙干研末过筛，混合备用，1日3次，1次2g。

说明：一点白俗称青木香。

方源：湖南省凤凰县民间方。

【方7】蛇泡草20g，鱼鳅串20g，生姜12g。

用法：水煎内服，1日1剂，3次分服。

方源：重庆市秀山自治县杨正中。

【方8】小茴香4g。

用法：水煎内服，1日1剂，3次分服。

说明：药理研究提示，口服小茴香能增加胃肠蠕动，排除胃肠中积气。

方源：重庆市秀山自治县周仁清。

【方9】飞朱砂1g，四两麻6g，芭蕉心15g，猪心1个。

用法：将四两麻，芭蕉心切细，连同朱砂纳入猪心内蒸熟后去药渣，吃猪心。1日1剂，3次分服。

说明：本方适用于寒性胃痛。

方源：湖南省泸溪县永兴场乡三冲坪廖明铁。

【方10】夜牵牛12g，三两银10g。

用法：水煎内服，1日1剂，3次分服。

方源：重庆市秀山自治县杨秀才。

【方11】芝麻50g。

用法：用铜锅将芝麻炒焦成老黄色，水煎内服，1日1剂，3次分服。

方源：重庆市秀山自治县张文斋。

【方12】芭蕉20g，花椒油10g。

用法：芭蕉焙干研末，调成膏状，每次吃5g。1日2次。

方源：重庆市秀山自治县田德政、刘家俊。

【方13】克马草籽、龙船泡须根、糯米粉各适量。

用法：将克马籽，龙船泡须根水煎，同糯米粉做成丸，然后用猪油炒熟，再将药水喷淋在米丸上，内服。忌加盐。

说明：治疗数十例胃炎患者均有良效。

方源：湖南省保靖县大妥乡丰香坡瞿二妹。

【方14】八爪金龙15g。

用法：焙干研末，用清洁的淘米水兑服，每次5g。1日3次。

方源：重庆市秀山自治县葛礼陶。

【方15】小血藤15g，川楝子15g，穿心莲15g，黄精15g，香樟根12g。

用法：水煎内服，1日1剂，3次分服。

方源：湖南省湘西民间验方。

【方16】血蜈蚣（又名裂叶秋海棠）14g，甜酒50ml。

用法：将血蜈蚣根洗净加甜酒和水同煎，1日1剂，分2次服药液，7日为1疗程。

方源：湖南省吉首市土家族民间方。

【方17】辛夷花10g，草果12g，萝卜子（炒）15g。

用法：水煎兑酒服，1日3次。

方源：重庆市秀山自治县姜如敬。

【方18】山乌龟20g。

用法：研为末冲服或水煎服。

说明：一般服药1～2次即可止痛。对中暑引起的腹痛效佳。

方源：湖南省湘西土家族民间方。

【方19】漆树菌、甜酒汁适量。

用法：用甜酒汁磨水内服，1日3次。

说明：本方适用于寒性腹痛。

方源：湖南省龙山县召市镇陈大樾。

【方20】紫河车（胎盘）1个。

用法：洗净焙干研末，冲甜酒服，每次服4g。1日3次。

说明：本方适用于反胃引起的胃痛。

方源：重庆市秀山自治县土家族民间方。

【方21】生姜3g，陈皮3g，制三步跳3g，甘草3g。

用法：水煎内服，1日3次。

说明：适用于暑湿或寒湿性呕吐。

方源：重庆市秀山自治县杨吉元。

【方22】乌药40g，公丁香10g。

用法：水煎内服，1日1剂，3次分服。

方源：湖南省古丈县李宗贤。

【方23】广豆根10g，山豆根10g，四两麻6g，三百棒15g，木香10g。

用法：上药水煎内服，1日1剂，分2次内服。

方源：湖南省保靖县陈进忠。

【方24】救命王根10g，竹叶细辛3g。

用法：水煎，内服，1日1剂，分2次服。

方源：湖南省保靖县民间方。

【方 25】白胡椒、鲫鱼。

用法：将白胡椒研成粉，分放在鲫鱼肚内蒸熟，备用。每日 3 次，1 次内服鲫鱼 1 个。

说明：本方对寒性胃痛效佳。

方源：湖南省大庸市田廷富。

【方 26】肥猪头粉 10g，血余炭 10g，鲜鸡蛋 1 个，茶油 10g。

用法：先将鸡蛋去壳，用蛋清、蛋黄与药物搅拌均匀，在锅内放茶油，待油烧热后，将上述药液倒入锅内煎熟即可，1 日 1 剂，分 2 次口服，上午下午各 1 次，两周为一个疗程。

说明：经献方人临床治疗消化性溃疡 30 余例，均获满意效果。

方源：湖南省湘西州民族医药研究所田华咏。

【方 27】十姊妹 15g，鸡矢藤 15g，猕猴桃根 10g，竹节人参 20g，米党参 10g，半枝莲 20g，陈皮 20g。

用法：共研细末，每次服 4g。以温开水和牛乳微微润下，每日 3

说明：本方对胃癌康复期有一定疗效。

方源：湖北省来凤县杨洪兴。

痢　疾

【方 1】人字草 10g，南天竹根 10g，炒麦芽 10g，马齿苋 10g。

用法：水煎服，1 日 1 剂，分 3 次服。

说明：该方治小儿疳积也有较好疗效。

方源：湖北省来凤县杨洪兴。

【方 2】朱砂莲 20g，三月泡根 20g，南天竹根 15g，鸡脚儿

15g，炒地榆 20g。

用法：以上药共研细末，每次用药粉 4g。开水冲服，每日 3 次。

说明：该方对肠炎有较好疗效。

方源：湖北省来凤县杨洪兴。

【方 3】马齿苋、大蒜各 30g。

用法：煎浓汁候温服，每日 3 次，治菌痢效果佳。

【方 4】熟油子根 30g，克马草 20g，仙鹤草 30g，刺梨根 30g，白头翁 30g。

用法：水煎服，日服 3 次。

【方 5】刺梨根 30g，十大功劳 30g，仙鹤草 30g，石榴皮 15g。

用法：煎浓汁服，每日 3 次。

【方 6】土地榆 15g，仙鹤草 20g，煨木香 10g。

用法：煎水服，每日 3 次。

【方 7】马齿苋 30g，鱼鳅串 30g，白头翁 15g。

用法：水煎服，每日 3 次。

【方 8】马齿苋 50g，茶叶 15g，大蒜 30g，生姜 10g。

用法：煎水兑红糖服，每日 3 次。

【方 9】石榴皮 30g，紫浆草 15g。

用法：水煎服，日 3 次。

【方 10】地榆 15g，炒黄剥皮 15g，白头翁 15g，白芍 15g。

用法：水煎服，日服 3 次。

【方 11】芭蕉头 500g，黄牛肉 500g，炖烂食用（治久痢尤效）。

【方 12】鸳鸯花 20g，黄连 10g，茶叶 10g，三棵针 20g。

用法：水煎服，日服 3 次。

【方 13】石榴皮 10g，白芍 15g，诃子 10g。

用法：水煎服，1 日 1 剂，2 次分服。

方源：重庆市石柱土家族自治县陶昔安。

【方 14】石榴皮 15g，槟榔片 15g，南瓜子 20g。

用法：水煎服，1 日 1 剂，2 次分服。

方源：方 3 至方 14 由四川省石柱土家族自治县陶昔安推荐。

【方 15】板栗树花或球 15g，算盘树蔸 15g，路边黄 15g，三月泡根 15g。

用法：水煎，日一剂，分三次内服。

方源：湖南省永顺县田辉生。

【方 16】铁马鞭 200g。

用法：将鲜药洗净，水煎服，一日三次。

方源：湖南省凤凰县江民诚。

【方 17】大黄 10g，狗屎柑壳 12g，厚朴 12g，芒硝 10g。

用法：水煎服，一日三次。

方源：湖南省古丈县李宗贤。

【方 18】野豌豆 100g。

用法：水煎服，一日一剂，分三次服。

方源：湖南省保靖县秦西川。

【方 19】地胆 10g，牛血莲 10g，河风草 10g，隔山消 10g，谷芽子 10g。

用法：水煎服，日一剂，分 2 次内服。

方源：湖南省保靖县贾兴隆。

【方 20】柚子树叶 50g。

用法：水煎内服，1 日 1 剂，3 次分服。

方源：湖南省永顺县向家湘。

【方 21】百味莲 15g，阳尘 15g，红糖、白糖各 50g。

用法：百味莲水煎，用药水兑糖和阳尘冲服，二日一剂，一日三次。

方源：贵州省贵州沿河县刘梦云。

【方22】萹蓄新尖7枚（或干品20g）。

用法：将采集新鲜嫩尖嚼后吞服，一日三次，干品可煎服。

方源：湖南省凤凰县李繁荣。

【方23】乌蔹莓根120g。

用法：水煎服，每日一剂。

方源：湖南省石门县熊鹏辉。

【方24】青木香15g，王连10g，白芷10g，豆根5g。

用法：以上药共研细末，每日3次，每次10g。

说明：据临床报道，该方对肠炎痢疾有较好疗效，一般2～3天可愈。

方源：湖南省湘西民间药方。

【方25】羊奶子根500g，救兵粮500g，小夜关门500g，绣球木500g，铁仙风170g，竹叶菜350g。

用法：加水煎2次，煎成浓汁3000ml，1日3次，每次50ml。

说明：经临床治疗112例，治愈率为95.4%。

方源：湖南省凤凰县廖家桥乡卫生院。

【方26】苦瘀药15g。

用法：鲜叶洗净嚼烂内服，1日3次。小儿减量捣烂兑糖水内服。

说明：该药又名内拆香茶等。献方人用单味药制剂或单独鲜内服，治疗急性菌痢、肠炎、小儿秋季腹泻等疾病，均可取得较好疗效。其论文曾在《中级医刊》等杂志发表。

方源：湖南省湘西自治州州荣复医院朱永厚。

【方27】海蚌含珠40g，金鸡尾10g，克马草20g，红辣蓼20g，三叶公母草10g。

用法：将上药晒干研末装入胶囊内备用，1日3次，每次3

粒。

说明：献方人用本方观察 43 例，40 例临床治愈。

方源：湖南省张家界市二家河田廷富。

【方 28】水黄连 1000g。

用法：加工成浸膏片，每片含生药 10g。1 日 3 次，每次 4 片。

说明：用本方治疗急性菌痢 300 例，治愈率为 81.67%，优于对照组（庆大霉素＋TMP 组），治愈时间平均为 4 天。或用鲜品 10g。水煎，内服，1 日 2 次。研究论文在《中西医结合杂志》、《中草药》杂志发表。

方源：湖南省湘西州民族医药研究所田华咏。

【方 29】千里光 30g，鸳鸯花根 30g。

用法：水煎兑酒服，一日三次。

说明：千里光与鸳鸯花根均有较强的清热解毒作用，对痢疾疗效较好。

方源：湖南省湘西自治州土家族民间方。

【方 30】乌泡刺叶 30g，马鞭草 30g。

用法：水煎服，红痢兑红糖，白痢兑白糖，1 日 3 次。

说明：民间也用治孕妇痢疾。

方源：重庆市秀山自治县田德政。

【方 31】地蜂子 10g，茅根 15g。

用法：水煎内服，1 日 1 剂，3 次分服。

说明：地蜂子为蔷薇科植物地蜂子的根或全草，功效清热败毒，止痛止泻。

方源：湖南省龙山县湾塘乡周丁祥。

【方 32】朱砂莲 20g，百味莲 20g。

用法：水煎内服，1 日 1 剂，3 次分服。

说明：该方对胃脘痛也有较好的疗效。

方源：湖南省龙山县火岩乡侯连奇。

【方33】乌梅3~5个，克马草15g。

用法：将乌梅去核、克马草先炒黑一同水煎，1日1剂，3次分服。一般1~2剂可愈。

方源：湖南省龙山县夏治平。

【方34】野碗豆100g。

用法：水煎内服，1日1剂，3次分服，连服3剂。

方源：湖南省保靖县复兴镇秦西川。

【方35】地锦（奶浆草）30g。

用法：水煎内服，1日1剂，3次分服，也可用干品研粉，一次5g开水冲服。

说明：地锦为大戟科植物地锦草的全草。据临床报道治疗肠炎、痢疾，治愈率为95%~98%。

方源：湖南省龙山县民间方。

【方36】铁马鞭根50g，灯草根12g，鸳鸯花根12g，生石膏50g。

用法：水煎内服，1日1剂，2次分服。口渴者加葛根50g，呕吐者加桑树根50g。

方源：湖南省保靖县普戎乡向德清。

【方37】竹叶菜60g，鸳鸯花30g，青鱼胆草30g，三颗针15g。

用法：水煎服，日服3次。

说明：该方还可治热痢、疟疾、咽喉炎及其他传染病所致的高热烦渴。

方源：湖南省湘西土家族民间方。

【方38】海蚌含珠30g，老鸦酸20g。

用法：水煎服，1日1剂，3次分服。

方源：湖南省张家界市龚福生。

【方39】鲜马齿苋200g，蜂蜜30g。

用法：将马齿苋洗净捣烂挤汁去渣，用蜂蜜兑后煮开，当茶饮。1日1剂，3次分服。

方源：湖南省龙山县茨岩镇吴坤明。

【方40】一点血3g，满山香6g，狗屎香3g。

用法：水煎服，1日2次。

方源：湖南省湘西土家族民间方。

【方41】桂鱼风根20g，乌泡刺15g，三月泡根15g。

用法：用淘米水煎，兑少许酒服，1日3次。

方源：重庆市秀山自治县皮正银。

【方42】鲜仙鹤草根50g，鲜红辣蓼50g。

用法：水煎，内服。1日1剂，3次分服。

说明：本方对细菌性痢疾有显著临床疗效。

方源：湖北省长阳土家族土家族自治县民间方。

【方43】鲜萹蓄100g。

用法：水煎，内服。1日1剂，3次分服。

方法：湖北省长阳土家族自治县民间方。

【方44】石榴皮10g，苦楝树根10g，三月泡根10g，五皮蛇泡草10g，杨柳树根10g，青鱼胆草根10g，克马草10g，铁马鞭10g。

用法：水煎，内服。1日1剂，分3次分服。可兑红糖内服。

方源：湘西土家族民间方。

呕　吐

【方1】藿香9g，三月泡根9g。

用法：水煎内服，1日1剂，3次分服。

方源：重庆市秀山自治县庹宣庭。

【方2】生姜汁一杯，童便二杯。

用法：将上药同调温服，1日3次。

方源：重庆市秀山自治县孙克章。

肠　炎

【方1】马蹄草、鱼鳅串、克马草各20g。

用法：煎水温服，每日3次。

【方2】鲜萝卜秧60g，石榴皮15g，仙鹤草10g。

用法：煎水兑红糖服，1日3次。

【方3】酸酢草50g，红籽树根30g。

用法：煎浓汁服，1日3次。

【方4】白药15g，白头翁10g，克马草30g，马鞭草梢20g。

用法：煎浓汁，口服，1日3次。

【方5】炒厚朴15g，炒麦芽15g，炒枳实10g，灶心土30g。

用法：煎水温服，1日3次。

【方6】炒扁豆15g，茯苓15g，车克马草籽10g（包），煨木香5g。

用法：煎水温服，1日3次。

【方7】煨莴根10g，炒白术10g，滑石20g，广藿香10g，茯苓15g。

用法：水煎服，1日3次。

【方8】乌梅10g，白药15g，茯苓15g，煨木香5g，炒厚朴5g。

用法：水煎服，1日3次。

【方9】防风5g，白药15g，白术10g，茯苓15g，甘草5g。

用法：煎水服，1日3次（治绿便特效、幼儿用量酌减）。

【方10】煨肉豆蔻10g。

用法：研细末，再加入适量热大米饭，合匀，碾成糊状，捏成小饼，烤热贴于肚脐，外用敷料盖上固定。每12小时换药1次。

方源：以上腹泻方由重庆市石柱土家族自治县陶昔安推荐。

阿米巴痢疾

【方1】大黄10g，狗屎柑壳12g，厚朴12g，芒硝10g。

用法：水煎服。经献方人多年临床应用，该方治疗阿米巴痢疾累见良效，一般2～3剂即效。

方源：湖南省古丈县田家李宗登。

吐　血

【方1】百草霜20g。

用法：上药调白糖开水服，1日3次。

【方2】荷花秧30g。

用法：水煎服，1日3次。

【方3】茅草根50g，藕节50g，旱莲草30g。

用法：水煎服，1日3次。

【方4】大小蓟各30g，茅根草30g，猪鬃草15g。

用法：水煎服，1日3次。

【方5】仙鹤草30g，汁儿根30g，隔山消15g，马鞭草30g，马齿苋15g。

用法：水煎服，1日3次（治胃溃疡吐血）。

【方6】仙鹤草50g，白及30g。

用法：水煎服，1日3次（治咯血、呕血与黑便）。

【方7】血余炭（头发烧灰）15g。

用法：开水送服，1日3次。

【方8】棕榈炭15g，白茅根50g。

用法：用白茅根煎水，送服棕榈炭，日服3次。

【方9】石韦30，侧柏叶15g，茜草15g，大蓟15g。

用法：水煎服，1日3次。

【方10】牛尾七30g，白茅草根30g，藕节15g，红枣5个，白及15g。

用法：水煎服，1日3次（治肺结核咯血）。

【方11】鲜一口血15g，鲜虎耳草15g，鲜藕节15g。

用法：共捣如泥，加冷开水100ml，取汁服，1日3次。

【方12】大乌泡根120g，桂鱼风10g，三百棰20g，竹根30g，黄精50g，白及15g。

用法：水煎服，1日3次。

方源：方1～方12由重庆市石柱土家族自治县陶昔安推荐。

【方13】三七10g，花蕊石10g，血余炭5g。

适应症：吐血不止，色黑成块。

用法：上药共研细末，童便冲服。

方源：湖南省石门县熊鹏辉。

【方14】茜草根15g，茅草根20g，藕节30g，韭菜30g，柏树子15g，生地20g。

用法：童便煎服，一日3次。

方源：重庆市秀山自治县张文斋、张付友。

便　秘

【方1】巴豆3g，枳实12g，厚朴12g，大黄15g，甘草6g。

用法：水煎服。

说明：一般 1 剂可愈，如服后大便仍未下，加蜂糖再服一次，大便通则止。

方源：重庆市秀山自治县杨风庭。

【方 2】蚯蚓三条。

用法：将蚯蚓洗净烤干，淘米水吞服。

方源：重庆市秀山自治县姜如敬。

【方 3】升麻、葛根。

用法：水煎服，一日 3 次。

方源：湖南省湘西土家族民间方。

【方 4】高粱七根 15g，芝麻油适量。

用法：水煎，内服。1 日 1 剂，2 次分服。

说明：用芝麻油兑药水内服。

方源：湘西土家族民间方。

【方 5】韭菜苗适量、香油适量。

用法：韭菜苗切碎加香油冲开水，内服。1 日 1 次。

方源：湘西土家族民间方。

便　血

【方】臭椿木根 20g。

用法：将臭椿木根炒黑、研末，加白酒热服，1 日 2 次。

方源：湖南省湘西土家族民间验方。

心腹胀满

【方】干姜 6g，胡椒 2g，砂仁 4g。

用法：上药共研末，每次 4g。白开水冲服，1 日 3 次。

方源：湖南省湘西土家族民间方。

心腹诸痛

【方】川楝子9g，元胡6g，木香6g。

用法：水煎内服，1日1剂，3次分服。

说明：本方三味药均有行气止痛作用，对气滞、血瘀、虫积等心腹疼痛疗效较好。

方源：重庆市秀山自治县民间验方。

心气痛

【方】算盘子根、竹笋、乌泡根、枫木根、三月泡根、水灯草、锯子草、酸光脑、山苍子、羊奶子树、生姜三片。

用法：水煎服，1日2次。

方源：湖南省湘西土家族民间方。

心胃郁胀

【方】厚朴8g，槟榔12g，草果3g，香附6g，三步跳3g，陈皮6g，甘草10g，生姜一片。

用法：水煎服，1日2次。

方源：湖南省湘西土家族民间方。

胃 出 血

【方1】生姜250g，核桃24枚，红糖250g。

用法：将生姜，核桃仁打捣，红糖调拌，用开水冲服。

方源：湖南省永顺县秦林青。

【方2】血余炭9g，仙鹤草15g，侧柏叶炭9g，藕节15g。

用法：水煎内服，1日1剂，3次分服。

方源：湖南省龙山县彭上保。

肾　炎

【方1】鲜野烟叶10g，鲜野棉花叶10g，鲜臭牡丹叶10g，瘦肉50g。

用法：将猪肉切成片放入洗净的上述药物中，在锅中蒸熟或用水煮熟后，服药液和肉。1日1剂，1日2次。

说明：本方具有扶正祛邪之功效，对慢性肾炎经临床治疗多例，取得较好疗效。

方源：湖南省湘西自治州民族医药研究所潘永华。

【方2】地桃花15g，隔山消15g，红火麻藤15g，茜草15g，鸡舌条4蔸，小米草1蔸，川芎5g，蒲黄根5g。

用法：水煎服，1日1剂，2次分服。15剂为1疗程。

说明：地桃花为锦葵科植物肖梵天花的根或全草。对急性肾炎有较好的疗效。

方源：湖南省龙山县土家族民间方。

【方3】鲜克马草50g，玉米须100g。

用法：水煎服，每日3次。

【方4】矮茶风30g。

用法：将上药研末，每次3g。温开水送服，每日3次。

【方5】破铜钱30g，马鞭梢30g。

用法：水煎服，每日3次。

【方6】半边莲20g，叶下珠15g，克马草20g，茅根草50g，刺老苞楤木50g。

用法：水煎服，每日3次。

【方7】破铜钱30g, 何首乌15g, 一支箭15g, 茅根草20g, 旋凤尾15g, 五谷子根15g, 臭草根15g, 水灯芯10g, 猪鬃草15g。

用法: 水煎服, 每日3次。

方源: 以上5方由重庆市石柱县土家族自治县陶安昔推荐。

【方8】纯黑母鸡一只, 夜关门一苑。

用法: 用竹器（忌铁器）刺断血管, 去鸡内杂, 将夜关门从肛门塞进腹腔, 放火上蒸, 以鸡烂熟为度, 吃鸡喝汤。

方源: 湖南省石门县熊鹏辉。

【方9】马尾根15g, 铁扫帚15g, 百两金15g, 克马马草15g, 半边莲15g, 蝴蝶七15g。

用法: 水煎, 内服。1日1剂, 3次分服。

方源: 湖北省鹤峰县唐三元。

【方10】肥猪头12g, 土牛藤15g, 挖耳草15g, 二丑（牵牛子）15g。

用法: 水煎, 内服。1日1剂, 3次分服。

方源: 湖北省鹤峰县向家恩。

说明: 肥猪头为中药的肥猪头, 上部浮肿者加防风, 下部浮肿加川芎, 腹肿者加桔梗。

肾盂肾炎

【方1】木贼草20g, 浮萍10g, 赤豆6g, 红枣6枚, 克马草20g。

用法: 水煎内服, 1日3次。

方源: 湖南省湘西土家族民间方。

【方2】白茅根15g, 苍耳子30g, 克马草30g。

用法: 水煎, 内服。1日1剂, 3次分服。

方源：湖北长阳自治县民间方。

【方3】克马草、飞落伞、汁儿根各15g。

用法：水煎，内服。1日1剂，3次分服。

方源：湖北省长阳自治县民间方。

淋　证

【方1】左转藤15g，贯众12g，地丁15g。

用法：水煎内服，1日1剂，1日3次。

方源：重庆市秀山自治县孙克章。

【方2】克马草10g，水灯草10g，水竹叶10g，生石膏6g，红糖20g。

用法：水煎，冲红糖内服，1日1剂，2次分服。

方源：湖南省永顺县陈复兴。

【方3】鲜桂鱼风全草100g，猪腰子2个。

用法：将鲜桂鱼风全草切碎，同切细的猪腰子一同煮沸，熟后去药渣，内服药物和猪腰子。1日1剂，分3次内服。

方源：湖南省龙山县民间方。

【方4】新茶叶25g，白砂糖50g。

用法：将新茶叶焙干研末，加入白糖，用开水冲服，当茶饮。1日3至4次。

说明：新茶焙干后，具有收敛及增加毛细血管抵抗力。

方源：湖南省永顺县陈正达。

【方5】木槿花15g，首乌20g，飞落伞15g，鸳鸯花20g，葵花根15g。

用法：水煎内服，或兑少量白酒内服，1日1剂。

方源：湖南省花垣县民间方。

【方6】田螺3个。

用法：田螺肉加盐适量，炒热捣成饼，贴在肚脐。

说明：田螺性凉具有清热利尿之功，通过刺激脐部（即中医所述之神厥穴）而起效。另可以将新鲜干净的田螺揭开其盖加白糖入水，待化成水后，服其汁，也具有清热利尿之功。

方源：重庆市秀山自治县杨通义。

【方7】四季青叶100g，白糖50g。

用法：用新鲜四季青叶加白糖水煎内服。1日1剂，3次分服。7日为1疗程。

方源：湖南省永顺县土家族民间方。

【方8】大黄20g，鸡蛋3个。

用法：将大黄焙干研粉，用鸡蛋清调匀蒸服，1日1剂，3次分服。

说明：该方经临床应用有较好效果。

方源：湖南省永顺县土家族民间方。

【方9】铧口尖15g，矮地茶50g，斑鸠窝50g，克马草子50g，白花蛇舌草15g，飞落伞15g，大通草20g。

用法：水煎，1日1剂，分2次服。

方源：湖南省龙山县滕永康。

【方10】猪棕草15g。

用法：醪糟煮服（汁），每日3次。

【方11】蜂窝球15g，千里光15g，萹蓄10g。

用法：水煎服，每日3次。

【方12】金鸡脚15g。

用法：加酒糟煮服（汁），每日3次。

【方13】滚龙草10g，克马草30g。

用法：水煎服，每日3次。

【方14】破铜钱15g，斑鸠窝30g，鸡合子10g，茅根草30g。

用法：将鸡合子碾细末，余药煎浓汁，送服鸡合子末3g。

每日 3 次。

【方 15】马蹄草 30g。

用法：用淘米水煎上药取浓汁服，每日 3 次。

方源：方 10 ~ 方 15 由重庆市石柱土家族自治县陶昔安推荐。

【方 16】马兰 20g，酸汤杆 10g，克马草 10g，土小苦蒿子 10g，马鞭草 10g，萹蓄 10g。

用法：水煎内服，1 日 1 剂，3 次分服。

说明：该方有清热利湿作用，对黄疸亦有很好疗效。

方源：湖北省来凤县凤翔镇杨洪兴。

【方 17】白茅根 15g，苍耳子 30g，克马草 30g。

用法：水煎，内服。1 日 1 剂，3 次分服。

方源：湖北长阳自治县民间方。

【方 18】克马草、飞落伞、汁儿根各 15g。

用法：水煎，内服。1 日 1 剂，3 次分服。

方源：湖北省长阳自治县民间方。

水　肿

【方 1】土狗崽 7 个。

用法：将土狗崽除去头足，焙干，分 3 次白酒吞服。

方源：湖南省湘西土家族民间验方。

【方 2】大蒜 30g，猪蹄 2 只。

用法：将大蒜与猪蹄同炖食，1 日 2 次。

方源：湖南省湘西土家族民间方。

尿路感染

【方1】刺黄芩15g，马齿苋15g，金鸡尾15g，灯心草15g，连钱草15g，阴行草15g，石苇15g，抱石莲15g。

用法：水煎，内服。1日1剂，3次分服。

方源：湖北省鹤峰县土家族民间方。

【方2】破铜钱15g，过路黄15g，斑鸠窝15g。

用法：水煎，内服。1日1剂，3次分服。

方源：湖北省鹤峰县土家族民间方。

【方3】斑鸠窝15g，雷公槁15g，笔筒草15g，血报木15g，老虎刺15g，野高粱15g，山萝卜15g。

用法：水煎，内服。1日1剂，3次分服。

方源：湘西土家族民间方。

尿结石

【方1】土虫（鲜）30条，白糖适量。

用法：将鲜土虫焙干，研末，用白糖兑开水内服。1日1剂，3次分服。

说明：土虫为当地的蚯蚓。

方源：湖北省鹤峰县唐三元。

【方2】鲜酢浆草500g，米酒、白糖各适量。

用法：将鲜药洗净，捣烂，用纱布过滤取汁，加米酒，白糖内服。1日1剂，2次分服。10日为1疗程。

方源：湖北省长阳土家族自治县土家族民间方。

【方3】金钱草、芦根、凤尾草各30g，鸡合子15g。

用法：水煎内服，1日1剂。

说明：对尿结石有效。并有用予胆石症。须连续服药 10 周以上。

方源：湘西自治州中医院马伯元。

血　尿

【方 1】血见愁、卷柏、白茅根、血蜈蚣各 20g。

用法：水煎，日 1 剂，分 3 次内服。

方源：湖北省鹤峰县向家恩。

乳　糜　尿

【方 1】酸汤杆 30g。

用法：水煎内服，1 日 1 剂，3 次分服。

说明：酸汤杆，民间称为酸汤杆根，有利湿退黄，清热解毒作用。

方源：重庆市秀山自治县杨秀禄。

【方 2】克马草 60g，地米菜（荠菜）60g。

用法：将新鲜草药洗净，外敷阴茎，外用纱布固定。尿中带红用红地米菜，尿中带白用白地米菜。1 日 1 剂。

方源：湖南省龙山县茨岩塘吴坤明。

【方 3】荠菜 50g，明矾 5g。

用法：将新鲜的荠菜切碎水煎，后下明矾，1 日 1 剂，2 次分服。

说明：据临床研究，荠菜治乳糜尿，最快 3 至 4 天即有改变，最迟 45 天才由浓变淡，由淡变清，终获治愈，经 9 至 30 个月观察，未见复发。

方源：湖南省龙山县西湖乡陈贵忠。

【方4】过路黄100g，鸳鸯花50g，桔梗15g，牛膝15g。

用法：水煎服，1日1剂，2次分服，7日为1疗程。

方源：湖南省吉首市民间方。

瘰病（淋巴结核）

【方1】蜂窝球（夏枯草）60g，天葵子15g，海藻9g，元参9g，牡蛎9g，浙贝母6g。

用法：水煎服或做蜜丸服，1日3次。

方源：重庆市秀山自治县孙竹轩。

【方2】玄参10g，牡蛎10g，贝母10g。

用法：水煎服，1日1剂，3次分服。13岁以上，30剂为1疗程，7岁以下15剂；8至12岁20剂，3日2剂。从服药之日起，每晨服蓖麻蒸鸡蛋1个，同煎服。

方法：将鸡蛋小头打1个小孔，将蓖麻放入孔内蒸熟。5岁以下用蓖麻1至3粒；6至14岁用4至5粒；10至14岁用6粒；15岁以上用7粒。

方源：湖南省桑植县瑞塔铺陈友德。

【方3】蓖麻子20g，木鳖子20g，大枫子20g，乳香20g，没药20g，松香20g，杏仁20g。

用法：捣烂作饼贴患处，外用纱布固定。1日1剂，15日为1个疗程。一般7至15日可消退。

方源：湖南省龙山县石牌乡夏治平。

【方4】无名子20g，桐油适量。

用法：研末放入加热的桐油中稍加热，调成糊状，外敷患处。1日1次。

方源：湖南省桑植县珠矶塔乡钟以岳。

【方5】雷丸5g，蜂窝球10g，何首乌10g，九龙胆10g，金钱吊葫芦 10g。

　　用法：水煎内服，1 日 1 剂，3 次分服。

　　方源：湖南省桑植县上河溪肖英武。

　　【方 6】蜂窝球 10g，何首乌 10g，九龙胆 10g，金线吊葫芦 10g，鸡蛋 3 个。

　　用法：先将药物煎水，后将鸡蛋放入药液中煮熟。3 天服 1 剂，连服 5 至 10 剂。1 日内服鸡蛋 1 个。药液 1 日服 2 次。每次 10 至 20ml。

　　方源：湖南省桑植县上河溪乡肖英武。

　　【方 7】青黛 50g，黄剥皮 100g，蜂蜜 100g，猪胆 2 个。

　　用法：前二味药研末同蜜，猪胆汁调成膏，外敷患处。

　　方源：重庆市秀山自治县汪群。

　　【方 8】人骨、豹骨、老南瓜蒂、岩五爪龙。

　　用法：将上述药用小酒或黄酒磨水外敷。

　　方源：湖北省宣恩县张永兴。

　　【方 9】金线吊葫芦 20g，麝香、艾绒适量。

　　用法：先用麝香艾烧九子疡凸起部位，有几个烧几燎，然后将金线吊葫芦捣烂外敷患处，日敷药 1 次。

　　方源：湖南省龙山县谢应全。

　　【方 10】水洋桃 20g，九里光 20g，九龙胆 20g，茶油适量。

　　用法：上药焙干研细末，调茶油适量外敷患处 1 日 2 次。

　　方源：湖南省张家界市张家修。

　　【方 11】锡皮草。

　　用法：捣烂和醋涂之即效。

　　方源：湖南省湘西土家族民间方。

癫　痫

【方1】白矾9g，生姜汁一匙。

用法：用开水冲服。

方源：重庆市秀山自治县民间方。

【方2】白矾60g，郁金30g，僵蚕15g，胆星15g，海浮石9g。

用法：研末，拌牛胆汁为丸，朱砂为衣，每次服9g。早晚各1次。

方源：湖南省湘西土家族民间验方。

【方3】鲜鸡蛋5个，大葱白5根，香油200g，铅粉15g。

用法：用香油将鸡蛋，大葱白炸枯去渣，熬至滴水成珠，再入铅粉调成膏状备用，用时将药膏涂在沙布上贴在心口，待药力退后再贴新药。

方源：湖南省龙山县茨岩镇吴坤明。

【方4】党参12g，黄芪10g，远志9g，当归12g，枣仁15g，五味子10g，柏子仁12g，肉桂9g，茯神12g，制三步跳12g，大枣10g，炙甘草6g，生姜9g。

用法：水煎，内服，2次分服。

方源：湖南省湘西土家族民间验方。

眉　毛　风

【方1】九龙角、苞谷酒。

用法：将九龙角切碎泡入苞谷酒中备用，用药酒搽患处、1日3次。

说明：九龙角为豆科植物九龙藤的种子，又称过江龙子，具有理气止痛、活血散瘀作用。

方源：湖南省保靖县蒋国粹。

【方2】马蹄香、包谷酒适量。

用法：将马蹄香干品研成粉泡入苞谷酒中备用，用时将药液点1至2滴注于外耳道或用棉球蘸药液塞入外耳道。止痛效果佳。经献方人多年临床应用，对风火牙痛也有特效。

方源：湖北省鹤峰县向才顺。

头　痛

【方1】棕树子30g，鲜猪头骨500g。

用法：二药同炖，去渣服汤。

说明：该方对高血压，多梦遗精，预防中风都有一定的疗效。

方源：湘西土家族民间方。

【方2】满天星10g，野烟10g，克马草10g，红色头10g，爬地黄10g，地胡椒10g，三角风8g，五角风8g，五爪金龙10g，大马兰丹10g。

用法：以上药共捣烂取汁，滴入耳中，将药渣塞耳。

说明：本方对剧烈头痛，如虫咬者疗效显著。

方源：重庆市秀山自治县吴劲松。

【方3】蜂房30g，葱白10g。

用法：将上药捣烂如泥，敷头顶百会穴。

方源：重庆市秀山自治县刘吉之。

【方4】红萝卜、冰片。

用法：将红萝卜放入瓶中，用杆捣烂，兑冰片少许，取汁滴双侧鼻孔，每日2至3次。

说明：一般1至4天见效。

方源：湖南省湘西土家族民间验方。

面神经麻痹

【方1】香樟根、枫树根。

用法：将两药鲜品捣烂，外敷患处。

方源：湖南省湘西土家族民间方。

【方2】马蜂窝 15g，防风 15g，麻黄 15g，桂枝 15g，石膏 30g，秦艽 9g，独活 15g，羌活 9g，白芷 15g，川芎 15g。

用法：将上药水煎服，第 1 剂煎 4 次，每日 3 次，第 1 次服药时，2 个小时内服三次，让手脚微出汗。

说明：若外加黄鳝血涂面部，疗效更佳。

方源：贵州省沿河土家族自治县崔照银。

神经衰弱

【方1】臭牡丹根 10g，鸡蛋 2 个。

用法：将臭牡丹根洗净同鸡蛋煮熟，去药渣，食蛋及药汁。1 日 1 剂，2 次分服。

方源：湖北省鹤峰县向家恩。

【方2】茯神 15g，生鸡子黄 1 枚。

用法：水二杯半煎茯神至一杯，入鸡子黄调匀，睡前服，服前用热水洗脚。

方源：重庆市秀山自治县罗英松。

心　悸

【方1】铜罗汉（土鳖虫）1 个。

用法：焙干研末，温开水冲服。

方源：湖南省土家族民间验方。

【方2】田菠萝120g，芭蕉心20g，大血藤10g。

用法：水煎，温服，1日3次。

方源：湖南省湘西土家族民间方。

高 血 压

【方1】花生米500g，食醋适量。

用法：将花生米浸泡在醋中7日以上，越长越好。每日睡前服4粒，一次10粒，嚼烂吞服，7日为1疗程。

方源：湖北省长阳土家族自治县民间验方。

【方2】蜂窝球（夏枯草）30g，白菊花20g。

用法：水煎服，每日1剂，3次分服。

【方3】桑寄生15g，丝棉皮15g。

用法：水煎服，每日1剂，3次分服。

【方4】野菊花15g，散血草20g。

用法：水煎服，每日1剂，3次分服。

【方5】钩藤15g，白蒺藜10g，白菊花20g。

用法：水煎服，每日1剂，3次分服。

【方6】芭蕉油30g，鲜丝瓜皮捣汁6g，人丹草15g。

用法：将人丹草武火煎汁，与芭蕉油，丝瓜皮汁混合兑匀服用，每日1剂。

方源：以上5方由重庆市石柱县陶安昔推荐。

中风后遗症

【方1】石菖蒲30g，白荆条（八角枫）30g，羊舌三根。

用法：将羊舌加油盐炒熟，再将上药煎水蒸羊舌吃，吃 1 日 1 根。

方源：秀山县李志明。

【方2】南瓜根 15g，红篱芭根 15g。

用法：焙干研末，白开水灌服，外用胡椒末吹鼻孔内，使其打嚏。

方源：湖南省湘西土家族民间方。

【方3】陈石灰 10g。

用法：将陈石灰研末，加水一碗煎之，煎至六份，去渣澄清灌服。

方源：湖南省湘西土家族民间验方。

风 湿 痛

【方1】白金条根皮 50g。

用法：泡白酒 500ml，每早晚服 30ml（泡一周后开始服用）。

【方2】滚筒树根 50g。

用法：泡白酒 500ml（浸泡一周后始用），每早晚各服 30ml，或者用酒搽痛处。

【方3】走游草 50g。

用法：泡白酒 500ml（浸泡一周后始用），每早晚各服 30ml。

【方4】老姜 30g，火葱 30g，陈艾叶 30g。

用法：混合捣如泥，再以白酒炒热、包患处。

【方5】臭草根适量。

用法：煎水熏洗痛部。

【方6】五加皮 15g，鸳鸯花藤 30g，桑枝 50g。

用法：水煎服，每日 3 次。

【方 7】三角枫红火麻、槐树枝、桑枝各 110g。

用法：煎水熏洗痛部。

【方 8】山梦花根 30g，牛奶子根 30g，何首乌 30g，桂鱼风 30g，威灵仙 30g，松节 30g。

用法：用白酒 1000ml（浸泡一周后始用）浸泡上药，每早晚各服 30ml（孕妇忌服）。

【方 9】红火麻根 50g，三角枫 50g，肥猪苗（豨莶草）50g，臭梧桐 30g。

用法：用白酒 1000ml，浸泡一周，每早晚各服 30ml（孕妇忌服）。

【方 10】升麻 20g，苎麻根 30g，红火麻 30g，水麻叶 20g，白火麻 20g。

用法：水煎浓汁，每晚睡前用白酒送服。

方源：以上 10 方由重庆市石柱县陶安昔推荐。

【方 11】白蛇皮 15g，六月花椒 50g，露蜂窝 50g，大血藤 50g，生三百棰 10g，乌梢蛇肉 20g，海盐 10g。

用法：将上药研末，用上等白酒 500g 浸泡一昼夜后可使用。用时将药酒搽患处，1 日 3 至 4 次。

方源：湖南省大庸市陈子俊。

【方 12】倒挂金钟 100g，白酒 500g。

用法：将药浸泡入白酒内，泡好后 1 日 3 次内服。

方源：湖南省保靖县彭祖玉。

【方 13】自然铜 15g，海桐皮 15g，紫草 15g，五加皮 15g，鸳鸯花 15g。

用法：水煎服，日 1 剂，分 3 次服。

方源：湖南省桑植县刘经德。

【方 14】八角枫细根 50g，蛇尾七 100g，白峨眉豆根 50g。

用法：用白酒和水泡 3 天，每次服 50g。日 3 次。

方源：湖北省鹤峰县向家银。

【方 15】四两麻、田三七、虎骨、竹竹三七、白胡椒、白酒各适量。

用法：将上药浸泡一周后，每次内服 50g。1 日 2 次。

方源：湖南省大庸市侯清平。

【方 16】岩五爪 25g，八角枫根 15g。

用法：取鲜药洗净晒干，用 500ml 白酒浸泡一周，内服药酒，1 日 3 次，1 次 30ml。

方源：湖南省吉首市民间方。

【方 17】一支箭 30g，皮子药 15g，草乌 6g，散血草 15g。

用法：将上药泡酒，外用。

方源：湖南省湘西土家族民间方。

【方 18】破铜钱 50g，八角枫根 50g，白酒 500g。

用法：将药洗净切碎，加白酒浸泡 7 日，过滤药渣，取药酒内服。1 日 3 次，每次 20ml。

方源：湖南省吉首市土家族民间方。

【方 19】生草乌 50g，生南星 50g，露蜂房 15g，搜山虎 50g，蜂蜜 100g，冰片 2g，白酒 500g。

用法：将生草乌、生南星、搜山虎切成饮片，露蜂房切碎置容器中，加白酒 500g，再加蜂蜜和冰片，搅拌均匀，密封，浸一周后使用。用针沾药液，点刺痛部位，1 日 2 次。

说明：一般用药后半小时痛可止。该药为外用药，切勿内服。

方源：贵州省印江自治县民间方。

【方 20】风香藤 100g。

用法：加水 300ml，煎至 150ml，内服，1 日 3 次。或用上药煎水外洗患处。

方源：湖南省保靖县马王乡贾祖玉。

【方21】鸟不站（楤木）20g，五爪龙20g，剥皮血10g，蛇尾七15g，大黄50g，柑子叶10g。

用法：以上药共捣烂加酒外敷。

方源：湖南省永顺县官坝乡李胜友。

【方22】萝卜七50g，野梦花30g，土党参50g，桂鱼风50g，大黄50g，白酒1000ml。

用法：用白酒浸泡10日后内服，1日3次，每次30ml。

说明：萝卜七为五加科大叶三七呈竹鞭状的根茎。

方源：湖南省龙山县土家族民间方。

【方23】螃蟹2个，火麻草10g。

用法：将上药一同捣烂外敷患处。

方源：湖南省永顺县官坝乡李胜友。

【方24】黑公猪腰子（肾）一对，红糖20g。

用法：将猪肾洗净后，用刀切成片，加红糖调匀后炒熟，不放盐，内服，1日1剂，3次分服，5剂为1疗程。

方源：湖南省永顺县陈正达。

【方25】大葱白50g，陈醋10g。

用法：将大葱白切碎，同陈醋煨热，装入一个皮扎的袋内热敷患处。

方源：湖南省永顺县土家族民间方。

【方26】乌梢蛇1条。

用法：将乌梢蛇杀死除皮及内脏，放入锅中炖熟，吃肉喝汤。1日2次，可连服2至3条。

方源：湖北省长阳土家族自治县单验方。

【方27】山乌龟120g，独头大蒜1个，葱3根，韭菜蔸7个。

用法：先将山乌龟研末，后加大蒜、葱、韭菜蔸共捣烂，蜂窝调患外。

说明：敷后患处可发泡，用消毒纱布盖，可自愈。

方源：湖南省湘西土家族民间方。

【方28】苎麻叶9张，灯草9根。

用法：灯草捆好浸桐油，隔麻叶9层烧之。

方源：四川省秀山自治县民间方。

【方29】五角枫10g，三角风10g，苞谷根12g，谷精草12g，红火麻12g，鸡屎藤15g，风菌12g。

用法：水煎内服，1日1剂，3次分服，并外洗。

方源：湖南省湘西土家族民间验方。

【方30】防风、白芷、灵芝、牛膝、荆芥、川芎、乳香、没药、木瓜、甘草、赤芍、木香各15g。

用法：水煎服，1日2次。

方源：湖南省湘西土家族民间方。

【方31】麦刁七、蛇尾七15g，血三七15g，南天竹15g，八棱麻15g，四块瓦15g，钻岩金15g，木通15g。

用法：水煎，去渣，药水加酒内服。1日1剂，3次分服。

加减：风湿寒重加七角枫，吊角枫。

本方对坐骨神经疼痛有较好的疗效。

方源：湖北省鹤峰县田清义。

【方32】上天梯15g，八棱麻15g，钻岩金15g，冷水七15g，女儿红15g，大血藤15g，小血藤15g，桂鱼风15g，红牛膝15g，川芎15g。

用法：水煎，内服。1日1剂，3次分服。可用药水兑酒冲服。

方源：湖北省鹤峰县田清义。

【方33】九龙盘15g，桑椹15g，钩藤根18g，八角枫15g，铺地蜈蚣15g。

用法：水煎，内服。1日1剂，3次分服。

方源：湖北省鹤峰县向家恩。

【方34】八角枫根15g，构树根皮15g，血藤根皮15g，木通12g，酸味草15g，大救驾15g，满天星10g，三两金15g，乌金钱15g，菊花12g，还阳草10g，钩藤根皮15g，地枇杷根15g，血当归15g。

用法：水煎，加酒冲服。1日1剂，3次分服。

说明：本方对坐骨神经痛有较好的疗效。

方源：湘西土家族民间方。

【方35】火麻风15g，三角风15g，五匹凤15g，马岩风15g。

用法：水煎，内服。1日1剂，2次分服。药渣兑温开水，外洗患处。

方源：湘西土家族民间方。

坐骨神经痛

【方1】蜈蚣1条，生鸡蛋1个。

用法：将蜈蚣焙干后研末，将生鸡蛋敲1小孔，然后将药粉放入鸡蛋内，外用湿面粉密封其孔，蒸熟后或烧熟后内服，1日1剂，10日为1疗程。

方源：重庆市石柱县卫生局陶昔安。

【方2】狗爪子120g。

用法：先用红毛或黄毛雄狗四肢爪子，齐关节处切断，燎去毛，焙干碾末，分12次兑酒服，日服3次。

方源：湖南省永顺县官坝乡李胜友。

【方3】八角枫根30g。

用法：将八角枫根焙干碾粉，兑冷开水送服，1日1剂，3次分服。

说明：八角枫根有较强止痛作用，并能祛风和活血通络，对坐骨神经痛、风湿关节炎疗效显著，但不可多服，孕妇慎用。

方源：重庆市石柱县卫生局陶昔安。

【方4】皂刺 20g，生地 20g，玄参 20g，石斛 10g，知母 10g，桑寄生 20g。

用法：水煎内服，1 日 1 剂，2 次分服。

方源：湘西土家族民间方。

眩　晕

【方1】熟地 120g，打不死 60g，克马草籽 60g，菟丝子 60g。

用法：以上药共研细末，炼蜜为丸，每服 9g。1 日 3 次。

说明：本方适用于肾阴虚的眩昏目暗、肺燥咳嗽等症。

方源：湖南省湘西土家族民间验方。

【方2】马蹄草 25g，蜂窝球 30g，露蜂房 10g。

用法：水煎内服，1 日 1 剂，3 次分服。

说明：该方对高血压引起的眩晕效果甚佳。

方源：四川省秀山县余辅臣。

【方3】鲜响铃草 15g，鲜车前草 15g，公猪耳朵 1 只。

用法：将药洗净，放入猪耳朵内炖熟，去药渣，食猪耳，服药液，1 日 1 剂，分 2 次口服。

说明：该方是献方人的家传秘方。治疗耳鸣、耳聋、头昏目眩、肾亏遗精均有良效。

方源：湖南省永顺县李新福。

【方4】丝棉皮 15g，黄芩 15g，槐花 12g，寄生 15g，茺蔚子 15g，杭菊 12g，蜂窝球 12g。

用法：煎水，内服，一日一剂。

说明：对高血压引起的眩晕疗效好。

方源：湖南省湘西土家族民间方。

【方5】臭牡丹30g，桂鱼风根50g，鸡蛋2个。

用法：先将上药水煎，后放鸡蛋煮熟。去渣服药液及吃去壳鸡蛋。1日1剂，2次分服。

方源：湖南省桑植县岩屋口陈胜久。

【方6】红参须15g，炙白附子8g，冰糖50g。

用法：将上述三味药用水500ml煎沸，分成2日连红参须服完，1日3次，一般连服2剂。白附子不能服。

说明：该方所治眩晕症属西医美尼尔氏综合症，临床应用疗效甚佳。

方源：湖南省桑植县钟以圣。

【方7】归身11g，白芍12g，丹皮12g，川芎3g，北柴胡11g，菊花11g，人丹草2.5g，桃仁8g，龙骨11g，石决明11g，蒺藜11g，甘草11g。

用法：水煎三次混匀，分3至4次口服，1日1剂。

说明：该方对由脑震荡引起的眩晕疗效明显。

方源：重庆市秀山自治县夏明位。

【方8】孵化鸡蛋16个。

用法：将新鲜鸡蛋经母鸡孵化12至14天时停止孵化，每次取2个煮熟后服。1日2次，每次2个。

说明：该方所治头晕为久病体虚而致。

方源：湖南省龙山县召市镇医院陈大樾。

【方9】松毛还阳30g，白酒适量。

用法：将松毛还阳研末，用温白酒冲服。1次5g。1日3次。

说明：松毛还阳为万年藓科植物万年藓的全草。

方源：湖北鄂西土家族民间方。

【方10】天麻12g，地珠6g，鸡蛋1个。

用法：研末，每次 3g，用鸡蛋调匀蒸熟内服，1 日 3 次。

方源：四川省枝江县杨尚龙。

【方 11】土人参 30g，何首乌 30g，铁扫帚 30g。

用法：水煎，内服。1 日 1 剂，3 次分服。

方源：湖北省恩施自治州鹤峰县向家恩

【方 12】大仙鹤草 20g，地骨皮 20g，头昏草 20g，臭牡丹皮 20g，桂鱼风 20g，鸡蛋 2 枚。

用法：用药物与鸡蛋共煮熟，每次内服去壳熟鸡蛋一枚，1 日 2 次。1 日 1 剂。

方源：湖北省鹤峰县土家族民间方。

【方 13】何首乌 50g，夜关门 30g，合欢皮 30g，忘忧草 30g。

用法：水煎，内服。1 日 1 剂，2 次分服。

方源：湖北省鹤峰县土家族民间方。

【方 14】地骨皮 10g，豨莶草 30g。

用法：水煎，内服。1 日 1 剂，3 次分服。

方源：湖北长阳自治县民间方。

中　暑

【方 1】九盏灯 20g，鸡蛋香 20g，老鼠黄 20g。

用法：将上药研末，每次 3g。温水送服。

说明：九盏灯为野牡丹科植物金锦香全草。

方源：湖南省湘西土家族民间方。

【方 2】血当归 12g，血蜈蚣 12g，大铁马鞭 12g。

用法：水煎，口服，1 日 1 剂，2 次分服。

方源：湖南省永顺县土家族民间方。

蛔 虫 病

【方1】鲜金线吊白米10g，鸡蛋1个。

用法：将鲜药水洗净捣烂加适量清水挤汁，将鸡蛋在锅中煎成块，边煎将药液倒入鸡蛋上，一边翻炒至熟。先吃鸡蛋，待5至6分钟再服药汁30ml，1日1次。

说明：该方在临床治疗胆道蛔虫35例，一般服1剂有效，最多三剂可愈。

方源：湖南省凤凰县板畔乡卫生院。

【方2】儿多母苦、茶油、鸡蛋。

用法：用天门冬（儿多母苦）块茎，捣烂，与鸡蛋调匀，用茶油煎成块。5岁以下用天门冬10至15g；6~10岁用15至20g。1次1至2个鸡蛋，1次吃完。

方源：湘西土家族民间方。

蛲 虫 病

【方1】地肤子15g，花椒9g，苦楝树子15g。

用法：研末开水冲服，1日2次，并于服药前用药末搽肛门。

方源：重庆市秀山自治县周治善。

【方2】大白30g，蜂蜜适量、甘草末10g。

用法：先将大白水煎，温服，1日1剂，每晚8至9时口服。蜂蜜调甘草末，以浓稠为度，摊在纸上，安贴于肛门处，蛲虫即被粘在纸上。

说明：大白，亦称花片，即槟榔。

方源：湖南省大庸市西溪全继准。

【方3】天青地白10g，五匹风6g，三匹风6g，金挖耳6g。

用法：水煎兑粮服，1日3次。

方源：重庆市秀山自治县沈绍云。

贫　血

【方1】鸡蛋1个，青矾1粒。

用法：将鸡蛋开1小孔，放青矾入蛋内，小孔处用纸封口，再用泥钭鸡蛋包裹，用文火烧热，1次1个，1天2次，15次为1疗程。

方源：湖南省永顺县陈正达。

【方2】黄瓜香100g，猪脚1支。

用法：将新鲜黄瓜香洗净和猪脚一同煮熟，去药渣，药液猪脚内服。1日1剂，分3次口服。

说明：本方除对贫血有良效，还对白血病、白带过多等也有较好疗效。

方源：湖南省龙山县里耶镇田仁孝。

【方3】阴地蕨15g，子鸡1只。

用法：将鲜药放入鸡肚内炖熟，去药渣食鸡和药液。1日1剂，3次分服。

说明：阴地厥又称独脚鸡，有滋阴健脾作用。

方源：湖南省永顺县青坪王本胜。

脱　发

【方1】黑芝麻20g，麻叶根20g，桑叶20g。

用法：水煎外洗，1日1至2次，以愈为度。

方源：湖南省花垣县长乐乡民间方。

【方2】三百棰15g，何首乌30g，黄珠子10g，大云10g，巴豆10g，生姜15g，五加皮15g，苍耳子10g，熟地20g，旱莲草10g，白酒适量。

用法：用白酒浸泡后外搽患处。

方源：贵州省印江土家族自治县李光华。

盗　汗

【方1】黑木耳15g，红枣5枚，冰糖20g。

用法：将上药加水300ml，煎至150ml，1日3次。

方源：湖北省长阳土家族自治县单验方集。

【方2】五倍子。

用法：将五倍子焙干，研成细粉，用口水（唾液）调成糊状，将药敷于脐中，用胶布固定。

方源：湖南省桑植县陈振岩。

【方3】糖罐子根60g，猪瘦肉50g。

用法：用文火炖熟，每晚睡前服，1日1剂。

方源：湖北省长阳土家族自治县民间方。

紫　癜

【方1】生地30g，桑白皮30g，白茅根30g，土大黄15g，党参10g。

用法：水煎服，1日1剂，2次分服。

说明：出血不止者，加三七粉、仙鹤草，热甚者加大青叶、丹皮，气虚者加黄芪、升麻。

方源：湖南省龙山县靛房韩甲山。

【方2】黄珠子9g，鸡蛋黄2个。

用法：先将鸡蛋煮熟去壳，除去蛋，用蛋白，用与黄珠子煎水内服，1 日 1 剂，2 次分服。

方源：湖北省长阳土家族自治县民间方。

糖 尿 病

【方1】苦瓜干片 50g。

用法：用清水 1000ml 煮药，水煎至 500ml，过滤，合并两次滤液，浓缩至 400ml。中、晚饭前 20 分钟各温服 200ml，1 日 1 剂，7 天为 1 疗程。

说明：苦瓜有除邪热、解劳乏、清心明目之功。现代研究提示有降低动物血糖作用。献方人用苦瓜煎剂治疗 10 例糖尿病，均获良效。

方源：湖南省常德市毛安之。

【方2】李树根皮 9g，花粉 10g，打不死 10g，参叶 10g，生石膏 20g。

用法：水煎服，1 日 1 剂，2 次分服。

方源：湖北省来凤县凤翔镇杨洪兴。

手 足 寒 冷

【方1】附片 15g，川芎 15g，牛膝 15g，白芍 20g，葛根 20g，黄芪 20g，丹参 15g。

用法：水煎服，日服 3 至 4 次。

说明：经献方人应用效果显著。

方源：重庆市秀山自治县夏明位。

疟 疾

【方1】大蒜、胡椒。

用法：将大蒜切片，外贴内关节穴，胡椒2粒为末，贴腰心（命门穴）与脐部，用膏药或胶布固定。

方源：重庆市秀山自治县刘习之。

【方2】独头大蒜1个。

用法：将独头大蒜调鸡蛋，兑白酒于发作前服。

方源：湖南省湘西土家族民间方。

【方3】天麻、麻黄、松罗茶、绿豆粉各100g，明雄朱砂、甘草各24g，生大黄200g。

用法：以上药共研末，炼蜜为丸，如弹子大，大人每次服1丸，小儿服半丸，凉水调服，出汗即好。

说明：阴寒喜食热物者不宜服，服时不可饮热物。

方源：湖南省湘西土家族民间方。

毒蕈中毒

【方1】乌蕨60g。

用法：水煎内服，1日1剂，2次分服。

说明：乌蕨为鳞始蕨科植物乌蕨的全草或根状茎，又名大叶金花草、野王连、乌韭等。

方源：湖南省桑植县上河溪乡肖英武。

有机磷农药中毒

【方1】密佗僧50g，绿豆500g，甘草10g。

用法：上药共研细末，开水浸泡，冷后服。

方源：湖南省石门县熊鹏辉。

解　酒

【方1】桐油树根、腊树根、破岩风根、上烛树根、水枯草根各适量。

用法：水煎服，1日2次。

方源：湖南省湘西土家族民间方。

【方2】泽兰、雀鬼脑、铁马鞭各10g。

用法：水煎服，1日2次。

方源：湖南省湘西土家族民间方。

夜　尿

【方1】燕窝泥适量。

用法：将燕窝泥放在炭火上烧红，冲开水内服。1日3次，每次服药水30～50g。

方源：湘西土家族民间方。

外　科

骨　折

【方1】大泽、打不死、散血草、红牛膝、铁马鞭、克马草、狗牙齿、土三七各适量。

用法：骨折经手法复位后，将上述药洗净兑酒调匀外敷患处，用杉木皮固定。

方源：湖南省凤凰县吉信镇中心医院。

【方2】接骨草、沙蒿菜、懒篱笆、桐油树菌。

用法：将上述药物捣烂用酒兑调备用。将骨折先复位，用药汁外涂，杉木小夹板固定，后用药汁由夹板缝滴入，1日数次。

说明：本方经献方人多年临床应用，疗效显著。

方源：湖南省凤凰县林峰乡段福秀。

【方3】岩五爪50g，骨碎补50g，满月鸡3只，白酒适量。

用法：将上药捣烂，加白酒适量外敷。1日1次，药酒可洒患处，1日数次。

说明：岩五爪为葡萄科狭叶崖爬藤，具有祛风活络、活血止痛之功。小鸡具有祛瘀生新、接骨作用，是民间接骨的常用药。

方源：湖南省吉首市土家族民间方。

【方4】八里麻、马兰草、半边钱、千条路、散血草、明矾各适量。

用法：将上药洗净捣烂，明矾研末调成泥状，外敷患处。

说明：半边钱即为破铜钱，为伞形科植物积雪草的全草。

方源：湖南省桑植县向楚贤。

【方5】破铜钱、连钱草、半边莲、五加皮、桂鱼风各适量。

用法：将上述鲜药洗净捣烂，外敷患处，再用杉树皮固定。

方源：湖南省古丈县瞿子柏。

【方6】三爪风20g，蜂藤20g，茜草20g。

用法：水煎成浓汁，淋洗患处。

方源：湖南省湘西土家族民间方。

【方7】千里马、红牛膝、懒茶叶、笔筒草、接骨木、红筷子、散血草各适量。

用法：上药鲜品捣，外敷患处。

说明：笔筒草为木贼科植物节节草的全草，红筷子为柳叶菜科植物柳兰的全草。

方源：重庆市秀山自治县李志民。

【方8】三百棒、土田七、接骨木、接骨草各30g，活小鸡1只。

用法：将上药鲜品捣烂，将小鸡杀去内脏及毛，与捣烂混合后捣绒，外敷患处，三日换药一次。

说明：接骨草为八棱麻的全草。

方源：重庆市秀山自治县杨秀芹。

【方9】乌韭20g，野梧桐树皮40g，五加皮30g，白及40g，蜂窝球12g，红糖20g。

用法：将上药鲜品洗净捣烂如泥，敷于患处，外用杉木皮固定，每7日换药1次，3次1疗程。

说明：乌韭为鳞始蕨科植物乌蕨，蜂窝球是用鲜药的全草。

方源：湖南省桑植县上河溪乡肖英武。

【方10】破铜钱30g，野葫芦藤根皮30g，钓杆草30g，桃树叶30g，九灵光30g，一枝黄花30g，乌不站树皮30g，一支蒿

15g，小鸡 1 只。

用法：将上药共捣烂成泥外敷（骨折复位后），外用杉树皮固定，7 天换药 1 次，4 次为一疗程。

说明：野葫芦藤为葡萄科蛇葡萄。

方源：湖南省桑植县岩屋口陈胜久。

【方 11】马蹄香、千锤打、四两麻、茗叶细辛、三百棒各等量。

用法：将上药用白酒浸泡备用。用时搽患处或将药酒洒到患处。1 日 3 次。

方源：湖南省龙山县彭正爱。

【方 12】绞股兰 300g，木树皮 300g，生黄珠子 300g，续断根 200g，刺五加皮 200g。

用法：有根皮的刮去粗皮、洗净、晒干研细末。用时用酒和水各半，加医用凡士林调成糊状，外敷患处。

方源：湖北省长阳土家族自治县郑祖纯。

【方 13】土大黄、川芎。

用法：土大黄 7 份，川芎 3 份，先用冷开水浸泡，再兑白酒，用药酒外淋骨折部位。

方源：湖南省古丈县李绍银。

【方 14】节骨藤 10g，刺苞头根 10g，三百棒 10g，麻根皮 10g，烂杆树皮 10g，批杷树皮 10g。

用法：上药先用冷开水浸泡捣烂外敷患处。

方源：湖南省龙山县彭大善。

【方 15】一口血适量。

用法：洗净捣烂外敷。

方源：湖北省恩施市周柱贤。

慢性骨髓炎

【方1】酸汤杆、铺地友、牵牛花、家酸光、何首乌、接骨木、虎骨。

用法：将上述药物捣烂，外敷患处，先用药敷2至3天后，用火（水）罐拔毒。1日1剂。

方源：湖南省凤凰县吉信乡田中顺。

【方2】铁灯台、菜子壳适量。

用法：先将铁灯台捣烂挤汁搽患处，然后用菜子壳粉撒患处。1日1剂，1日至3次。

说明：献方人应用此方治疗慢性骨髓炎患者多人，均获得良效。

方源：湖南省凤凰县阿拉民间方。

【方3】筋骨草100g，懒篱笆根皮100g，五爪风100g。

用法：上药洗净捣烂外敷患处，1日1次。10天为一疗程。

方源：湖南省龙山县民间验方。

【方4】饿蚂蝗30g，牛耳大黄30g，铧口菜30g，黄瓜香30g。

用法：鲜药捣烂，茶油调敷患处。

方源：湖南省花垣县民间验方。

【方5】推尿虫8个，小麦面适量。

用法：晒干，研末调酒敷患处。

说明：推尿虫，又称牛屎虫，为金龟子科动物屎壳螂的全虫，有消肿解毒、通便作用。

方源：重庆市秀山自治县杨永桃。

骨关节结核

【方1】苎麻根 250g，接骨藤根皮 200g，刺包头根皮 200g。

用法：将上述新鲜药物洗净捣烂，兑少量白酒调成膏，1 日 1 剂。

说明：刺包头为五加科植物楤木，具有祛风除湿、利尿消肿、活血作用。

方源：湖南省龙山县石开相。

【方2】鲜皂角刺 120g，老母鸡一只 1.5 公斤以上。

用法：老母鸡净毛去杂，将皂角刺戳在鸡身上，加盐少许，放适量清水，文火炖烂，去皂刺。吃肉喝汤，3 日 1 只鸡，连服 7 只。

方源：湖南省石门县熊鹏辉。

【方3】马齿苋适量。

用法：将马齿苋加工成丸子，每丸在 30g。日服 2 次。

方源：湖南省保靖县将国粹。

【方4】云实 30g，乌柏根 30g，大金刀 30g。

用法：水煎内服，1 日 1 剂，将煎开的药汁冲鸡蛋，1 次 1 个，1 日 3 次内服。

方源：湖南省保靖县彭祖玉。

【方5】克马草叶 20g，血余 10g，鸡蛋 1 个，桐油适量。

用法：先将克马草叶和血余切碎，同鸡蛋调匀，再用桐油熬。外敷患外，1 日 1 至 2 次。连用 7 至 10 天。

说明：该方对流痰有止痛消肿作用，效果确切。

方源：湖南省龙山县马蹄寨严慈兴。

【方6】满天星 20g，鸡蛋 1 个。

用法：满天星洗净口嚼烂，再用蛋清调匀。外敷患处，1 日

1 至 2 次，连用 7 至 10 天。若肿痛先扎瓦针，再敷药。

【方7】雷胆子 300g，芙蓉叶 100g。

用法：鲜药捣烂，外敷患外，1 日 1 至 2 次。

说明：该方经献方人多年应用有很好疗效。

方源：方6～方7 湖南省泸溪县武溪镇瞿绍双。

【方8】黄剥皮 100g，黄连 50g，黄芩 60g，花粉 60g，鲜地白菜 50g，嫩接骨木叶 30g。

用法：前四味药焙干研末，再将后二味药捣烂加冷开水同研粉末的药调匀敷患处。

说明：对骨结核、骨髓炎均有较好疗效。

方源：湖南省龙山县兴隆乡张胜富。

【方9】南星、葫芦藤各 20g，木贼 20g，鸳鸯花 15g，陈皮 15g，鸡蛋 1 个（用蛋清）。

用法：前四味与蛋收清共捣烂，置锅内焙热调成糊状敷患处，余药水煎服。

方源：湖南省桑县凉水口乡夏家峪全孝池。

【方10】红火麻草、刺苞头根、野葫芦根、蜂窝球（夏枯草）、鸳鸯花叶、散血草、红牛膝根、狗尿泡叶、克马草、芙蓉花叶、臭牡丹及根、搜山虎根、黄瓜香、岩大蒜、铁灯台各适量。

用法：捣烂外敷患处。

方源：湖南省永顺县万坪乡西库村唐佑玉。

【方11】万年青 10g，血当归 10g，散血草 10g，竹根七 10g，香叶树 10g。

用法：上药水煎日服 1 剂，分 2 次内服。

方源：湖南省龙山县鲁开生。

【方12】扣子草 10g，洋桃根 15g，刺苞头根 10g，麻根 10g，孟加风 10g，懒篱笆根 10g。

用法：上药水煎日服 1 剂，分 2 次内服。

方源：湖南省龙山县兴隆乡蒋衡甫。

【方 13】巴山虎、洋桃根适量。

用法：巴山虎（上中下三虎均用），洋桃根各等量切碎，用白酒浸泡 3 至 5 天后，内服，1 日 3 次。

方源：湖南省龙山县茨岩镇谢应金。

阑 尾 炎

【方 1】大血藤 30g。

用法：水煎内服，1 日 1 剂，3 次分服。

【方 2】犁头草 30g。

用法：水煎内服，1 日 1 剂，3 次分服。

【方 3】生大黄 10g，牡丹皮 10g，破铜钱 30g。

用法：水煎内服，1 日 1 剂，3 次分服。

【方 4】善荞头 30g，马鞭草 30g，牛耳大黄 15g，黄瓜香 15g，阴桃子 7 个。

用法：水煎内服，1 日 1 剂，3 次分服。

方源：以上 3 方由重庆市石柱土家族自治县陶安昔推荐。

腰 痛

【方 1】黄芪 30g，丝棉皮 15g，苡米 15g，防风 10g，茯苓 10g，克马草籽 6g，桂枝 3g。

用法：水煎内服，1 日 1 剂，3 次分服。

说明：对风湿引起的疼痛效果显著。

方源：湖南省龙山县民安镇傅跃庭。

【方 2】当归 15g，官桂 9g，玄胡 6g，丝棉皮 15g，小茴

12g，广香9g，黑丑6g。

用法：水煎内服，1日1剂，3次分服，或研末兑甜酒吞服。

说明：对肾虚引起的腰痛、以及闪腰或扭腰所引起的疼痛均有显效。

方源：重庆市秀山自治县张富友。

【方3】丝绵皮（盐炒）15g，黑故纸9g，淮牛膝9g，巴戟9g，小茴9g。

用法：将上药共开细末，每次取10g，纳入猪腰子蒸熟吃，每日1次。

说明：适应于治疗肾阳不足而致的腰痛。

方源：重庆市秀山自治县孙竹轩。

【方4】花血藤、小柑子、木通、朱砂莲、肉追风各15g，刺追风20g，女儿红20g，牛膝10g，广三七10g，制马钱子4粒。

用法：用45～50度白酒2000ml浸泡10日，每次口服药酒10～15ml，1日2至3次。

说明：该方治疗寒性为主的慢性腰痛。

方源：湖南省大庸市沙堤乡田宗炎。

【方5】丝棉皮50g，牛膝30g，苡米50g，生地50g。

用法：用50～60度白酒500ml浸泡一周，内服，1日3次，每次30ml。

说明：丝棉皮为治肾性腰痛、下肢痿软的要药，牛膝为专治下半身腰膝关节疼痛，配以苡米渗湿除痹，生地凉血。

方源：湖南省龙山县毛洪万。

【方6】槐花（干品）、胡椒草、陈茶叶各15g。

用法：水煎，内服。1日1剂，2次分服。

方源：湘西永顺县陈复兴。

跌打损伤及刀枪伤

【方1】杉树尖、柏树尖适量。

用法：将鲜嫩树尖，用口嚼烂成泥状，外敷患处。1日1至2次。

方源：湖南省永顺县陈复兴。

【方2】生松香、熟松香、三步跳各适量。

用法：将上述三药焙干研末，用桐油或茶油调匀，外敷患处。1日1次，连用5至7日为一疗程。

方源：湖南省永顺县陈复兴。

【方3】岩泽兰10g，散血莲10g，三百棒5g，一点血5g，马蹄香5g，铁灯台5g，铁马鞭10g，大血藤10g，花血藤10g，川芎6g，茅根6g，樟木10g。

方源：湖南省永顺县陈复兴。

【方4】一口血6g，岩螺15g，马齿苋6g，露水草6g，首乌6g，见血飞6g，散血莲6g。

用法：水煎服或兑酒服。

方源：湖南省凤凰县民间方。

【方5】雷胆子（三叶青）50g，白酒90ml。

用法：将新鲜雷胆子洗净，捣烂兑酒挤汁内服。1日1剂，1次30ml。药渣外敷患处。1日换药1次。

方源：湖南省吉首市土家族民间方。

【方6】地雷20g，金腰带25g。

用法：上药研末3g冲温开水内服，日三次。

方源：湖南省永顺县向金芝。

【方7】搜山虎20g，香附子15g，青木香15g，丝棉皮15g。

用法：水煎服，1日1剂，2次分服，5剂1疗程。

说明：对急性腰扭伤、疼痛、不能屈伸、行走艰难者服上药效捷。

方源：湖南省大庸市二家河田廷富。

【方8】岩蜜环豆15g，香血藤15g，一口钟15g，丝棉皮15g，桑白皮15g，地枇杷15g，糖罐子15g。

用法：上药用45至50度白酒1000ml浸泡5至7天后内服。1日2至3次，每日服50ml。

方源：湖南省湘西土家族民间方。

【方9】仙鹤草30g，枣仁10g，白茯苓10g，红枣20枚。

用法：水煎服，1日1剂，分2次服。

方源：湖北省来凤县凤翔镇杨洪兴。

【方10】丁公藤30g，珍珠伞30g，山黄珠子30g，红花20g，八棱麻20g，四大天王10g，细辛10g。

用法：上药共研细末，用陈醋、鸡蛋清调成膏状，外敷于伤肿处。

方源：湖北省来凤县凤翔镇杨洪兴。

【方11】箭杆风12g，九节风9g，筋骨草9g，大血藤9g，伸筋草9g。

用法：上药用白酒500ml泡一周后服。

说明：该方对风湿疼痛具有较好效果。

方源：湖北省枝江县杨尚龙。

【方12】升麻草（金龟草）50g。

用法：鲜品捣烂处敷患外。另水煎内服，1日1剂，分2次服。

说明：金龟草为毛茛科植物金龟草根茎。对内伤、瘀血具有活血止血作用。

方源：湖南省保靖县马王乡田红杰祖传方。

【方13】鸡蛋2个，童便500ml。

用法：童便泡鸡蛋，每日煎食2个，2日可愈。

说明：童便一般可取中间一段。该方对被吊打，两手难举具有较好效果。

方源：重庆市秀山自治县余辅臣。

【方14】当归、草乌、没药、乳香、血竭、古铜钱（醋淬数十次）、自然铜（醋淬七次）各等分。

用法：共研为细末，每服0.6至0.9g。黄酒送服，1日2次。

说明：百日内忌食荞荞。如出血过多、神气极虚者，不可服。

方源：重庆市秀山自治县刘自坤。

【方15】甘草、牛膝、郁金、红花、当归、川芎、白芍、花蕊石。

用法：上药用童便泡后，用酒炒热后包伤处。

方源：湖南省湘西土家族民间方。

【方16】振天雷、雷公蒿、铁扫帚各等量。

用法：将药物洗净捣烂，外敷患处，1日1至2次。

说明：振天雷俗称曼陀罗。

方源：湘西土家族民间方。

【方17】活土鳖虫15g，自然铜（醋淬9次）9g，乳香（去油）6g，血竭6g，飞朱砂6g，巴豆霜6g，麝香0.9g。

用法：以上七味药共研末，收入小口瓷瓶内腊封，用时成人每服0.45g，小儿0.21g。用酒冲服。

方源：重庆市秀山自治县李自坤。

【方18】三爪龙、五爪龙、野烟秧、接骨木、连钱草、瓜蒌子。

用法：将瓜蒌子捣烂挤汁，其它同捣烂与瓜蒌子水兑调匀，外敷患处，1日换1次。同时将上药方煎水外洗，另加蛔虫草。

1日1剂，1日洗2次。

方源：湖南省凤凰县吉信区田中顺。

【方19】大河虾、地牯牛、蓖麻子适量。

用法：将上药捣烂，外敷伤口，外用纱布固定，1日1至2次。主治枪伤。

方源：湖南省凤凰县吉信区医院。

【方20】臭牡丹、一棵针、散血草、铁马齿苋各适量。

用法：将新鲜的药洗净捣烂，外敷伤口，1日1剂。

说明：对开放性、闭合性伤均有显著疗效。

方源：湖南省凤凰县吉信医院验方。

【方21】蜣螂3个，巴豆5粒。

用法：共捣如泥状，外敷患处，少刻即出。

说明：箭、弹及杂物入肉不出，有特效。

方源：湖南省湘西民间验方。

【方22】红蓖麻子、巴茅杆花、水鸭子、使君子。

用法：上药研细末，外敷患处。

说明：对枪弹丸入肉外敷有良效。

方源：湖南省湘西土家族民间方。

【方23】乳香10g，没药10g，田三七10g，血竭3g，血余炭10g。

用法：将上药焙干研细末，用葱白连须捣成泥状，外敷伤口。

说明：本方对各种刀、枪等外伤引起出血不止，以及内出血，疗效甚捷。

方源：湖南省吉首市万溶江民间方。

【方24】猴巴掌绒毛适量。

用法：将猴巴掌绒毛撒在伤口上，可用纱布包扎或固定，也可不包扎。

说明：猴巴掌为水龙骨科多年附生蕨类植物槲蕨的根茎，又名骨碎补、毛姜。

方源：湖南省龙山县兴隆街乡滕永康。

【方25】遍山红菟10g，大血藤15g，三百棒15g，地罗汉10g，嫩松树皮5至7个。

用法：水煎，日服1剂，分2次内服。

方源：湖南省保靖县彭章图。

烧　伤

【方1】蚯蚓7条，白糖适量。

用法：将蚯蚓放入白糖内装罐中，埋入土内2日即化成水，取水搽伤处。

说明：此外对下肢溃疡、丹毒、带状疱疹均有很好疗效。

方源：重庆市秀山自治县王兴绍。

【方2】三月泡根100g，菜油适量。

用法：三月泡根晒干，研末调茶油外敷。

说明：三月泡根为蔷薇科植物悬钩子的根，有收敛退热之功效，此外还有止泻止渴、醒酒解毒等作用。

方源：重庆市秀山自治县刘祖洪。

【方3】野鱼香草。

用法：洗净焙干研末。先将烧伤患处洗净，涂一点香油或桐油，再撒药粉入患处。1日1次。

说明：该方对浅表性烧伤疗效较好，具有疗程短、愈合快的优点。

方源：湖南省凤凰县大田乡卫生院杨昌荣。

【方4】铜钱草、食盐。

用法：将铜钱草焙干研细末和食盐调匀，将患处洗净，先涂一点桐油到伤面、后撒药粉。1 日 1 次。

方源：湖南省凤凰县大田乡民间验方。

【方5】桐子花 100g，桐油适量。

用法：将桐子花焙干，浸入桐油中浸泡约一个月后，即可使用。外敷涂患处，1 日 2 次。

方源：湖南省湘西州保靖县土家族民间方。

【方6】老松树皮、冰片各适量。

用法：将老松树皮炒黑存性，研细末，加入冰片混合研细，用香油调成糊状，涂患处。

【方7】马桑树叶四份，大米四份，小榆腊树叶二份。

用法：共捣烂，涂患处，随干随涂不要洗。

方源：湖南省石门县熊鹏辉。

【方8】绿豆、生石膏、鸡蛋清适量。

用法：先将绿豆、生石膏研成粉，用鸡蛋清调匀，外敷患处。

方源：湖南省龙山县彭上保。

【方9】和尚果刺尖、倒生根尖、柿子树尖、灯笼果尖、香油、冰片适量。

用法：将上药洗净打烂用香油调匀，冰片研成末加入上药中，外涂患处。

方源：湖南省大庸市田凤姑。

【方10】马铃薯、桐油适量。

用法：用生马铃薯磨油外涂烫伤处。

方源：湖北省鹤峰县向加恩。

【方11】鲜酸汤杆根、香油各适量。

用法：焙干药物，研末。用时香油调匀，外涂患处，每隔 2 小时涂药 1 次。

方源：湖北省长阳自治县民间方。

【方12】桑叶100g，地榆100g，香油适量。

用法：药物焙干，研末，备用。用时药末用香油调匀，外涂患处，1日2~4次。

方源：湖北省长阳自治县土家族民间方。

手叉穿掌

【方1】蜈蚣1条，鸡蛋1个，桐油适量。

用法：将蜈蚣（新鲜为佳）泡在桐油中10小时以上，再将鸡蛋打破后，用蜈蚣油煎15分钟，用药外敷患处。1日2至3次。连用3至5天。

方源：湖南省永顺县陈复兴。

【方2】六月凉、蜂窝球、小血藤。

用法：鲜药捣烂外敷。

方源：湖南省永顺县官坝李胜友。

【方3】见肿消、懒篱笆树根皮、犁头草适量。

用法：将上药捣烂，兑酒外敷患处，1日1次。

方源：湖南省龙山县杜启明。

【方4】半边莲、小对口草、黄瓜香各等量。

用法：上药洗净，捣烂，外敷患处。1日1次。

方源：湖南省龙山县杜启明。

【方5】白花蛇舌草150g，冷水草100g。

用法：将上药捣烂，外敷患处。

方源：湖南省龙山县向顺臣。

【方6】磨皂草、地胡椒。

用法：上药适量，捣烂加鸡蛋清适量，外敷患处。日1次。

方源：湖南省龙山县杜启明。

【方7】桐籽、蜂房各适量，鸡蛋1个。

用法：桐籽、蜂房焙干，研粉备用。药粉用鸡蛋清调匀，外敷患处。1日2~3次。

方源：龙山县坡脚乡田义隆。

天蛇毒（指头炎）

【方1】大蒜、雄黄、血余、鸡蛋清、桐油各适量。

用法：先用桐油将雄黄（研末）血余煎成珠，再将油滴在鸡蛋清内均匀，大蒜研成泥再与鸡蛋清调合，外敷患处，1日2次。

说明：天蛇毒即指头炎。用该方治2至3天可消肿，治愈。

方源：湖南省永顺县陈复兴。

【方2】全虫1条，蜈蚣1条，猪胆汁适量。

用法：将全虫、蜈蚣焙干碾粉，用猪胆汁调匀，外敷患处，1日1次。

方源：湖南省大庸市三家馆乡燕学文.

【方3】大勾刺叶、喇叭花叶、空心泡叶、三月泡叶各等分。

用法：将上药用口嚼烂，外敷患处，日换药一次。

方源：湖南省龙山县杜启明。

疝　气

【方1】韭菜50g，白糖适量。

用法：用白糖炒韭菜，外敷疝气处。1日1剂，分2次外敷。

说明：本方还可以用于治疗痔疮、脱肛。

方源：湖南省永顺县官坝乡李胜友。

【方2】吊鱼竿15g，石菖蒲13g。

用法：水煎内服，1 日 3 次。·

说明：吊鱼竿为玄参科植物腹水草的全草。又称吊杆草、倒地龙，具有行气活血之功。

方源：重庆市秀山自治县沈绍云。

【方3】丝瓜叶 5 张，鸡蛋壳 2 个。

用法：将上述药烧灰存性，兑阴阳水服，1 日 3 次。

说明：阴阳水指先开水一半冲药粉，后用冷水一半冲药粉，是土家族服药方法之一。

方源：重庆市秀山自治县杨秀金。

【方4】活血莲 15g，散血草 12g，茅草果 12g，阴桃子 6 个，猪睾丸 1 个。

用法：水煎内服，1 日 3 次。

方源：重庆市秀山自治县张文斋。

【方5】荔枝核 30g，茴香 20g。

用法：焙干，研末，开水吞服 6g。1 日 3 次。

说明：荔枝核有祛寒、行气、止痛、散结等作用；茴香具有祛寒止痛、理气和胃作用，对寒性疝气有较好疗效。

方源：重庆市秀山自治县张村友。

【方6】算盘子根 15g，通草 10g，八月扎根 20g，小茴香根 15g。

用法：水煎服，每日 3 次。

【方7】黄瓜香 15g，荔枝核 15g，桔核 10g，木通 10g，八月扎（皮）30g，蜘蛛香 15g。

用法：水煎服，每日 3 次。

【方8】小茴香根 15g，阴桃子 5 个。

用法：水煎服，每日 3 次。

【方9】土牵儿 30g，小茴香 10g。

用法：水煎服，每日 3 次。

【方10】鸟不站（楤木）根20g。

用法：水煎服，每日3次。

方源：6至10方由重庆市石柱县陶安昔推荐。

脱　肛

【方1】大血藤20g，小血藤20g，五花血藤20g，下搜山15g。

用法：水煎兑红糖内服，1日3次，外用团鱼头干粉调茶油涂肛门。

方源：重庆市秀山自治县周汝松。

【方2】盐皂。

用法：盐皂烧灰搽之，另煮虾蟆肉吃，数次即愈。

方源：湖南省湘西民间验方。

【方3】活泥鳅适量，鲜豆腐适量。

用法：泥鳅洗净与豆腐文火煮熟，内服。1日1剂，2次分服。

方源：龙山县坡脚乡田义隆。

痔　疮

【方1】槐树根皮30g，猪肉30g。

用法：将新鲜槐树根皮洗净与猪肉同煮，熟后去药渣，服药液食猪肉，1日1剂，3次分服。

方源：湖北省鹤峰县汤习如。

【方2】三百棒籽100g，猪大肠一段。

用法：将三百棒籽纳入猪大肠内蒸熟，不放盐，2日1剂，1日分2次服。

说明：三百棒为芸香科植物破皮走血，其籽有活血化瘀、润肠通便作用；猪肠有治便血、血痢、痔疮、脱肛等作用。故对内痔效果好。

方源：湖南省保靖县龙溪乡孙科龙。

【方3】苦瘀药60g，鸡蛋2个，红糖60g。

用法：先将苦瘀药煎成浓汁去渣，再放入鸡蛋红糖，待鸡蛋煮熟后去壳，连汤一次服下，1日1剂，4日为一疗程。

方源：湖北省长阳土家族自治县民间方。

【方4】算盘子根15g，仙鹤草10g，水冬瓜根15g，狗肉200g。

用法：将上述三种鲜药洗净，同狗肉一同久炖，熟后去药渣，服药汁食狗肉。1日1剂，3次分服。

说明：狗肉具有补中益气、温肾助阳，能对久疮不敛，痔漏岁久不愈，加速治愈。

方源：湖南省龙山县兴隆街乡张胜富。

【方5】马奶藤30g。

用法：水煎内服外洗，1日3次。

说明：马奶藤为猕猴桃科植物草叶猕猴桃的藤茎，又称秤砣梨、铁甲藤。

方源：重庆市秀山自治县黄尧斌。

【方6】苦瘀药50g，生地50g，荆芥25g。

用法：水煎服，1日1剂，分2次服。

方源：湖南省龙山县土家族民间验方。

【方7】牛蒡子根15g，瘦猪肉200g。

用法：将牛蒡子根洗净切成片状，放入切成小块的瘦猪肉煮熟，除去药渣、食肉喝汤。1日1剂，3次分服。

方源：湖南省龙山县民间验方。

【方8】大救驾10g，瓶尔小草10g，冰片2g，白酒50ml。

用法：将前二味药泡入 50ml 白酒中浸一周，用时将药汁搽患处，1 日 2 至 3 次，后用冰片粉撒患处。

方源：湖南省保靖县拔茅乡田维生。

【方 9】五倍子花 30g。

用法：焙干研末调茶油外敷。

方源：湖南省泸溪县八什坪陈春生。

【方 10】地枇杷 50g，鸡蛋 1 个。

用法：水煎地枇杷取汁，鸡蛋去壳，用热药汁兑甜酒服，1 日 3 次。

方源：湖南省湘西民间验方。

【方 11】玉簪花根 20g。

用法：水煎内服，1 日 1 剂，3 次分服。其叶和桐油捣后热敷肛门。

方源：重庆市秀山自治县陈兴。

【方 12】水芋头花。

用法：炖猪蹄，连汤一起服，多吃无妨。

方源：重庆市秀山自治县白国万。

【方 13】苦瘠药 20g，汁儿根 30g，酸浆草 30g。

用法：水煎服，日 3 次。

【方 14】野花椒 15g，白金条 50g，千里光 50g，鸳鸯花藤 50g。

用法：煎水熏洗患部。

【方 15】马齿苋 30g，汁儿根 30g，旱莲草 50g，白火麻皮 15g。

用法：煎水熏洗患部。

【方 16】白水火麻 15g，皂桷寄生 30g，猪大肠尾（猪直肠）1 个。

用法：文水炖服。

【方 17】乌韭 100g。

用法：加白酒 500ml，浸泡一周后每早晚各服 25ml。

【方 18】桑蛸螵、苦瘀药、茶油。

用法：先将苦瘀药烤干，加桑蛸螵共研成粉，再用熬老的茶油调成糊状，外敷患处。

说明：本方主要对外痔有较好的疗效。

【方 19】狗尿脖 1 只。

用法：研成细粉，再用煎老之茶油，调成糊状，外涂患处，1 日 3 次。

说明：本方对外痔有较好疗效。

【方 20】野猫骨 10g，白酒适量。

用法：将野猫骨烧存性，研末兑少量白酒，调匀，治疗时用夹子撑开肛门，将药涂入内痔核上，1 日 2 次。

方源：方 13～方 20 由湖南省保靖县彭官福献。

【方 21】鸡屎藤。

用法：将鲜品鸡屎藤捣烂兑醋炒热，塞入肛门里。

方源：湖南省湘西土家族民间方。

【方 22】苦瘀药 60g，鲜鸡蛋 2 枚，红糖 60g。

用法：苦瘀药水煎，去渣，将鸡蛋、红糖放入药水中煮熟后去蛋壳，用药水内服。1 日 1 剂，4 剂为 1 疗程。

方源：湖北省长阳自治县民间方。

【方 23】钓杆草 15g，马兰丹 15g，九里光 15g，烟秧草 15g。

用法：水煎，内服。1 日 1 剂，3 次分服。

方源：湘西土家族民间方。

【方 24】鸡矢藤 30g，冰片 15g。

用法：水煎，外用。药水坐浴，1 日 1 剂。

方源：湘西土家族民间方。

癀

【方1】黄连、黄剥皮、汁儿根、铁马鞭、黄瓜香各适量。

用法：将汁儿根、铁马鞭、黄瓜香洗净捣烂、黄连、黄剥皮研成细末后，与其他药物调拌成泥状，外敷患处。一天换药一次，药物干后可喷点冷开水。

方源：湖南省龙山县彭大善。

方源：湖南省龙山县彭大善。

【方2】淫羊藿、云实、乌臼根、大金刀各30g。

用法：水煎内服，1日1剂，3次分服。

方源：湖南省保靖县彭祖玉。

疗疱疮

【方1】丝瓜叶30g，野烟尖30g，满天星20g，散血草30g。

用法：上药共捣烂，加甜酒少许调敷患处，1日2次。

说明：该方对疗、疱、疮红肿期疗效甚佳。

方源：重庆市秀山自治县王友银。

【方2】冷水草（红色）15g，羊矢草（去毛）15g。

用法：水煎，日一剂，分三次内服。

方源：湖南省保靖县彭章图。

【方3】犁头草、惊风草、芙蓉叶。

用法：将上药用口嚼烂成泥状，外敷患处。

方源：湖南省大庸市龚雪松。

【方4】马齿苋150g，明矾15g。

用法：将上药捣烂，调成泥状，外敷患处，1日1次。

方源：湖南省龙山县田正斌。

【方5】大老鸦酸、蛇不钻。

用法：将上述二种鲜药洗净，捣烂敷外耳。1日换1次。

方源：本方对耳内生疖疗效较好，为献方人秘方。

方源：湖南省永顺县王东清。

【方6】麻柳树叶、小月亮树叶。

用法：将两药研细，加水调后外涂患处。

方源：湖南省泸溪县瞿绍双。

【方7】锅墨烟子10g，白矾5g，四方消10g，八宝消10g，血当归10g，对月消10g，见肿消10g。

用法：将上药捣烂外敷患处，日换药一次。

方源：湖南省龙山县彭继范。

【方8】四方消10g，八保消10g，血当归10g，见肿消10g，对时消10g。

用法：将上药捣烂外敷患处，日换药一次。

方源：湖南省大庸市李德伍。

【方9】麻雀屎。

用法：将几粒麻雀屎放在疱的头上，用纱布固定，用于疱久不穿（化脓）。

方源：湖南省保靖县贾兴隆。

【方10】空心泡叶。

用法：将鲜叶捣烂，用冷开水调成泥状擦患处，1日3次。

说明：用于腰带疮有较好疗效。

方源：湖南省保靖县向翠菊。

【方11】花椒10g，猪油10g。

用法：将花椒浸泡在猪油中，待泡成黄色后，焙干研粉用布包再烤热，外敷患处。1日1次。

方源：湖南省永顺县陈复兴。

【方12】鲜八角莲20g，鲜黄瓜香20g，鲜黄花地丁20g，鲜扑地虎20g。

用法：共捣烂如泥状，外敷患处。

方源：湖北省来凤县凤翔镇杨洪兴。

【方13】刺包头根100g，见肿消根100g。

用法：洗净加淘米水捣烂，外敷患处，1日2次。

说明：刺包头为五加科楤木，又名鸟不落。见肿消为中药的白薇。

方源：湖南省龙山县土家族民间方。

【方14】鲜河虾适量。

用法：将鲜虾洗净后捣烂，外敷患处。1日数次。

说明：虾，内服有补肾壮阳之功，外用可托毒，可鲜用亦可焙干研末外用。

方源：湖南省吉首市寨阳乡民间方。

【方15】汁儿根全株100g，青蒿100g。

用法：先将汁儿根洗净，用菜叶包紧放在炭火上烤至半熟取出，和青蒿捣烂外敷患处，1日1剂，若化脓者将疱口露出，使脓排出。

方源：湖南省龙山县召市陈大趣。

【方16】疔疮草适量。

用法：将新鲜疔疮草洗净，捣烂外敷患处。1日1剂。

说明：疔疮草又名金凤花草。

方源：湖南省永顺县王东清。

【方17】绿豆50g，鸡蛋1个。

用法：将绿豆焙干研成细粉，用鸡蛋清调成糊状，外敷患处，1日1至2次。

方源：湖南省桑植县新街乡王宏海。

【方18】肺形草（双蝴蝶）50g，岩五瓜50g。

用法：将新鲜药洗净，捣烂外敷患处。

说明：该方对蜂窝组织炎疗效较好。

方源：湖南省保靖县王连乡谢宜鑫。

【方19】金线吊葫芦。

用法：用生药磨汁，或干药用酒磨水，外搽患处。每日1粒。

说明：该方对各种痈肿疗效均好，一搽即可见效。

方源：湖南省龙山县水田区医院田开贵。

【方20】黄剥皮10g，冰片1g。

用法：研为细末，用茶油调成糊状涂患处，1日2次。

方源：湖南省花垣县团结乡颜方祥。

【方21】鳖甲。

用法：鳖甲烧灰，水调外敷患处。1日1次。

方源：湖南省湘西民间验方。

【方22】五倍子。

用法：五倍子火焙干捣为末，外敷患处，再用生丝瓜捣烂外敷。

方源：湖南省湘西土家族民间方。

【方23】黄连、黄剥皮、大黄、黄芩。

用法：以上共研细末，加冰片少许共研，调猪油。先洗净患部后搽之。

方源：湖南省湘西土家族民间方。

【方24】明雄、冰判、硫磺、硼砂、明矾、黄丹、樟脑、王连各3g。

用法：共研细末，香油调搽神效。

说明：本方主要用于小儿头疮。

方源：湖南省湘西土家族民间方。

【方25】牛膝根、一支蒿、野筒蒿、香油各适量。

用法：鲜药洗净与香油同捣拦，外敷患处。1日换药1次。

方源：湘西土家族民间方。

【方26】虎耳草10g，老鸦酸10g，雷公稿尖（10g）。

用法：上药为鲜品，洗净共捣拦，外敷患处。1日1剂。

方源：湘西土家族民间方。

【方27】铁灯台（鲜品）茎根50g，汁儿根（鲜品）50g。

用法：药物洗净，捣拦成泥状，外敷患处。1日1次。

方源：湖南省石门县熊鹏辉。

无名肿毒

【方1】生三步跳15g。

用法：将药捣如泥，加蜂蜜适量，敷患部。

【方2】天南星30g，生三步跳30g，芙蓉花叶30g，千里光30g，山乌龟15g，生大黄15g。

用法：将上药研末，加熟猪油50g，调成膏状，涂敷患部，每日换药一次。

【方3】生三步跳30g，铁灯台30g，霸王七30g。

用法：共捣如泥，加食醋少许，敷患部。

【方4】石大蒜头30g，汁儿根30g。

用法：共捣如泥，敷患部。

【方5】飞落伞30g，七叶一支花30g。

用法：共捣如泥，涂敷患部。

方源：以上方由重庆市石柱土家族自治县陶安昔推荐。

【方6】活克马一只。

用法：将活克马（青蛙）洗净，剖肚取出内脏。用剖开克马肚皮外敷患处。

方源：湘西土家族民间方。

【方7】白芷、红花、天南星、大黄、生姜各10g。

用法：上药共焙干，研末。肿处呈红色用白酒调匀，外敷患处，肿处呈白色用茶油调匀，外敷患处。1日1次。

方源：湘西土家族民间方。

痈

【方1】飞落伞30g，芙蓉叶（或皮）30g。

用法：混合捣烂，加适量白酒敷患部。

【方2】皂角刺30g，蚌粉10g。

用法：将皂角刺烧存性后研末，与蚌粉和匀，用白酒每次送服3g。每日3次（不饮酒者亦可以用温开水送服）。

【方3】铁篱笆叶30g，芙蓉叶（或皮）30g，铧头草30g。

用法：共捣如泥，加适量白酒敷患部。

【方4】排风藤30g，野菊花30g，刺老包根30g。

用法：共捣如泥，敷患部。

【方5】地耳草30g，野菊花30g，一支箭30g。

用法：共捣如泥，敷患部。

方源：以上方由重庆市石柱县陶昔安推荐。

【方6】马勃30g，米醋适量。

用法：马勃研粉用米醋调匀外敷患处，一日换药一次。

说明：马勃有清热解毒、清肺利咽、止血功效。

方源：湖北省鄂西民间方。

【方7】白花蛇舌草30g，左转藤30g，野菊花30g。

用法：水煎内服，1日3次。

方源：重庆市秀山自治县聂炽昌。

【方8】五爪龙、细线鸡尾、小血藤、血余炭各适量。

用法：以上鲜药同桐油捣烂外敷。

方源：湖南省永顺县李胜友。

【方9】紫珠、甜酒汁适量。

用法：将紫珠鲜品捣烂，拌甜酒汁外敷患处。

方源：湖南省保靖县陈世忠。

【方10】大红花9g，铧口菜30g，四大天王15g，大蓟15g，向日葵盘20g，山豆根20g，冰片6g。

用法：上药焙干碾细末，盐水洗净后撒于患处。

方源：湖南省湘西土家族民间方。

【方11】葵花柄、雷蜂窝、小酸筒根、臭牡丹花、大荆芥、小荆芥各等量。

用法：将上药晒干或焙干研粉，先将患处涂一层香油，再将药粉撒上。

方源：湖南省龙山县杜启明。

【方12】一支黄花15g，蜂窝球（夏枯草）10g，灯笼果15g，牛打架10g，岩香壁10g。

用法：如初期，上药捣烂外敷患处日，一次，溃烂者，上药研末外上药粉。

方源：湖南省永顺县李芳生。

丹　毒

【方1】柏香子15g，救兵粮15g，汁儿根30g。

用法：水煎内服，1日1剂，3次分服。

方源：重庆市秀山自治县杨再珍。

【方2】韭菜叶、茶油适量。

用法：将韭菜叶捣烂，茶调油搽患处。一日2次。

方源：重庆市秀山自治县汪群。

臁　疮

【方1】黄剥皮 120g，猪胆五个。

用法：先将黄剥皮火上烤热，将猪胆汁涂上炕干，反复数次，研细末敷患处。

方源：重庆市秀山自治县孙竹轩。

褥　疮

【方1】胡椒 9g，细辛 6g，黄豆适量。

用法：捣烂敷患处，1 日 2 次。

方源：湖南省湘西土家族民间方。

脸　疮

【方1】三匹风 15g，五匹风 15g，大风药 15g，千里光 15g，蛇蜕（炒炭）一条。

用法：将上药捣烂茶油调涂患处。

方源：湖南省湘西土家族民间方。

火泡疮

【方1】黄腊、白矾末等分。

用法：将黄腊溶化后，与白矾为丸，每次 9g。1 日 2 次内服。

方源：重庆市秀山自治县曾宪文。

不完全性肠梗阻

【方1】油菜子 200g。

用法：将油菜子放入锅内炒黄存性，研末备用。1 日 1 剂，分 4 次用开水送服。

说明：油菜子性味辛温，含脂肪油，有行气、破气、消肿、散结。主要用于肠梗阻、汤火灼伤、湿疹。

方源：湖北省鹤峰县陈家声。

【方2】生姜 50g，蜂蜜 125g，野棉花根 50g。

用法：生姜洗净捣烂用纱布包裹挤汁，加蜂蜜调匀，1 次口服，再将野棉花根水煎服，1 日 1 剂，2 次分服。

说明：该方经献方单位治疗蛔虫性肠梗阻 92 例，治愈 91 例，治愈时间一般为 3 至 5 天，最短为 3 天。

方源：湖南省桑植县陈家河区医院。

胆 石 症

【方1】炙附片 10g，肉桂 10g，芒硝 30g。

用法：水煎服，1 日 1 剂，3 次分服。

方源：湖南省大庸市教子垭镇覃云杰。

脑 震 荡

【方1】打不死 6g，核桃 3g，散血莲 6g。

用法：将上药洗净捣烂兑水内服，外用同剂量鲜药捣烂外搽患处，1 日 1 剂，2 次分服。

方源：湖南省凤凰县板畔乡民间方。

膝关节腔积液

【方1】白术 15g，苍术 15g，茯苓 15g，牛膝盖 15g。

用法：水煎服，1 日 1 剂，3 次分服。

方源：湖南省古丈县断龙乡中心卫生院。

副 睾 炎

【方1】凤凰衣 10g，牛肩担粉 1g，桐油适量。

用法：凤凰衣焙焦研细末，牛肩担刮下一层后，焙焦研末，两药合并，调热桐油适量成糊状，外敷患处，日换药 2 次。

方源：湖南省龙山县彭上保。

肾周围脓肿

【方1】当归 15g，川芎 15g，升麻 15g，连翘 15g，金鸡尾 15g，斑鸠窝 15g，一枝蒿 15g，田基黄 15g。

用法：水煎服，1 日 1 剂，3 次分服。

方源：湖南省龙山县岩冲乡龚顺明。

腋 臭

【方1】枯矾 3g，雄黄 15g，黄丹 15g，轻粉 10g。

用法：研极细粉，调茶油敷腋下。

方源：湖南省湘西土家族民间验方。

皲　裂

【方1】羊角七200g。

用法：水煎成流浸膏状，外敷皲裂处，1日2次。

说明：羊角七是兰科植物白及的块茎，本地又称山螺蛳，皲口药。

方源：湖南省桑植县上河溪乡肖英武。

注射后局部硬块

【方1】金线吊葫芦1个。

用法：上药用酒磨汁，1日数次涂患处。

方源：湖南省石门县熊鹏辉。

下肢静脉炎

【方1】一口血适量。

用法：将一口血捣烂外敷或为末撒患处。

说明：一口血，又名血水草，为罂粟科植物血水草的全草。

方源：湖南省湘西民间验方。

足底溃疡

【方1】饿蚂蝗30g，乌梅根30g，铜绿5g。

用法：上药共研细末，调醋外敷患处。

方源：湖南省花垣县民间验方。

鸡　眼

【方1】紫皮大蒜头1个，火葱头1个，食醋适量。

用法：将蒜头，葱头捣烂，加醋调匀。鸡眼处用温水泡20分钟，用消毒小刀割除鸡眼壳面粗糙层。取药填塞入鸡眼孔内，外用纱布包扎，隔日换药1次。

方源：湖北省长阳自治县民间方。

【方2】蜈蚣、菜油各适量。

用法：将蜈蚣在瓦片上文火焙干，研末。药末用菜油调匀，外敷鸡眼处，1日1次。

方源：湖北省长阳自治县民间方。

虚劳损伤

【方1】奶浆草（一点白）100g，乌鸡1只。

用法：将奶浆草洗净和乌鸡蛋同炖，熟后去药渣。2日1剂，1日3次。鸡肉和药液同服，3剂为1疗程。

方源：湖南省吉首市民间方。

蛇　伤

【方1】剪刀草500g，鸭舌草300g，塘木叶400g，半边莲15g，金红花15g，米酒400ml。

用法：伤后六小时内，用金红花、半边莲捣烂敷伤口周围，然后将剪刀草、鸭舌草、塘木叶捣烂敷于肿痛处，如伤在足背、踝关节上部，将药物敷于膝关节处，伤在手指背上，药敷在肘关节处。

方源：湖南省永顺县王本胜。

【方2】独脚鸡、鸳鸯花、蜂窝球各适量。

用法：将伤口洗净，在伤口周围扎瓦针，将毒血挤出，然后将药物（均为鲜药）捣烂，兑适量冷开水（干品）外敷，另用药汁涂搽伤口，也可内服。

方源：湖南省凤凰县民间草医。

【方3】半边莲、九斤菀、避蛇参、铁灯台、山苦瓜、血蜈蚣各适量。

用法：上药一并水煎服，1日2次。用山苦瓜、铁灯台鲜药捣烂，外敷伤口。用上药泡酒，每年端午节服一剂，还可用药酒洗伤口。

方源：湖北省鹤峰县刘泽均。

【方4】魔芋叶、半边莲、铁灯台。

用法：将上药（鲜品）捣烂外敷伤口。

方源：湖北省鹤峰县刘成树。

【方5】冷浸草、山椒、地枇杷、竹叶细辛各适量。

用法：捣烂外敷伤口或内服，1日2次。

方源：湖南省龙山县民间验方。

【方6】三爪风鲜根3至5个。

用法：将三爪风鲜根磨酒内服或将药根直接嚼烂兑白酒吞服。同时用所磨药酒外涂伤口。

方源：湖南省古丈县土家医民间方。

【方7】三爪风全草、红扛板归、剪刀草、麻口皮子药、老鸦酸、犁头草、小黄瓜香、上天梯、旱烟、水木通各30g。

用法：捣烂外敷患处。

注：以上两方对五步蛇咬伤疗效好。

方源：湖南省古丈县石光魁土家医民间方。

【方8】大凉药、三角枫、辣蓼草、野花椒各30g。

用法：捣烂外敷。重者加旱烟杆中烟油一粒，如黄豆大，内服。

方源：湖南省古丈县土家族民间方。

【方9】野烟草、半边莲、茵陈蒿、野花椒皮各适量。

用法：捣烂外敷，1日2次。

方源：湖南省古丈县土家族民间方。

【方10】阴行草30g，野花椒30g，三角枫15g，癞克马草30g。以上均为鲜品。

用法：洗净捣烂外敷，1日2次。

方源：湖南省古丈县张仁安。

【方11】癞克马草、红老鸦酸、半边莲、小荆芥、野花椒皮各30g。均为鲜品。

用法：捣烂外敷，1日3至4次，主治五步蛇咬伤。

方源：湖南省古丈县民间草医。

【方12】剪刀草30g至60g，野公花椒叶皮10至15g，茵陈蒿30g，扛板归30g，半边莲30g。均为鲜品。

用法：洗净捣烂外敷，1日2次。

方源：湖南省古丈县土家族民间方。

【方13】一点血3g，血蜈蚣15g，大蒜15g，雄黄15g，白酒适量。

用法：将上药捣细与白酒兑服，1日2次。

方源：湖南省永顺县陈胜仁。

【方14】蓑衣藤鲜叶60g，盘龙参9g。

用法：血液毒患者、用蓑衣藤90g洗净捣烂兑冷开水500ml，用纱布过滤，当茶饮，1日3至4次，神经毒患者用盘龙参10g。嚼烂吞服。

方源：湖南省龙山县李新福。

【方15】韩信草100至150g。

用法：洗净捣烂外敷，1日2次，主治烙铁头蛇伤。

方源：湖南省花垣县民间验方。

【方16】九月泡鲜药200g。

用法：捣烂外敷，1日2次。主治五步蛇、烙铁头蛇、眼镜蛇伤。

方源：湖南省花垣县民间方。

【方17】四两麻50g，苦瘀药50g，水木通50g，白荆条50g，细蓼辣50g，半边莲50g。

用法：先将四两麻、苦瘀药洗净捣烂外敷患处，再将其他药物水煎服，1日2次。

方源：湖南省永顺县田辉生。

【方18】半边莲、铁灯台、一枝蒿各15g。均为鲜品。

用法：洗净捣烂外敷伤口，1日1次，治疗期间忌酒。

方源：湖南省古丈县覃万明。

【方19】红辣蓼草60g，铁马鞭60g，山射60g，水川芎60g，均为鲜品。

用法：将上药洗净，捣烂外敷。内服药同上，但量减半，水煎服。1日2次。

方源：湖南省保靖县彭祖玉。

【方20】天干红、黄花青、鸳鸯花叶、青蒿、一枝蒿、野芹菜、鸭脚板、脚麻、蜂窝球、黄瓜黄、红辣蓼草、川芎、水川芎、大蒜头、雄黄、蝉蜕头脚、以上各50g，蜈蚣10条。

用法：共晒干研粉备用。内服每次10g。1日3次，外敷，用酒调成糊状敷患处。

方源：湖南省保靖县彭祖玉。

【方21】蛇泡草、瓜子金、半边莲、五倍子叶、地胡椒各30g。

用法：洗净捣烂外敷伤口，1日2次。

方源：湖南省保靖县蒋国粹。

【方22】猪儿草50g，小路边黄80g，五爪风50g，一点红50g，半边莲50g，野花椒50g。

用法：水煎服，1日1剂，分2次服。外用将上药捣烂成泥外敷伤口。

方源：湖南省大庸市陈才洋。

【方23】野烟50g，白辣蓼草50g，红老鸦酸50g。均为鲜品。

用法：洗净捣烂外敷。内服将上药水煎服，1日2次。

方源：湖南省凤凰县王自良。

【方24】铁灯台、龙绞尾、秤砣树，均为鲜品，各适量。

用法：洗净，捣烂外敷。1日2次。

方源：湖南省古丈县杨竹林。

【方25】蜈蚣一条，蟑螂三个。

用法：将上述药品焙干研末，用醋或米酒调成糊状外敷患处。

方源：湖南省泸溪县吴老贵。

【方26】鲜一支箭10g，广椒七10g，野菊花10g，六月寒10g，铜钱草10g，急解索10g。

用法：共捣烂用酒调外敷伤口，1日2次。

【方27】半边莲10g，雄黄6g，千年老鼠屎10g，大蛇参6g，九筋草10g，小蛇参6g。

用法：水煎服，1日2次。药渣外敷伤口。

【方28】八角莲6g，铁灯台6g，小蛇参6g，红八角莲6g。

用法：水煎服，1日2次。药渣外敷伤口。

【方29】半枝莲20g，小蛇参6g，独角莲3g。

用法：水煎服，1日2次。鲜品适量共捣烂外敷。

【方30】满天星30g，野菊花20g，半边莲20g，凹叶景天

20g。

用法：将上药洗净捣烂外敷患处。

【方 31】麻布七 6g，细辛 6g，铁灯台 10g，竹叶细辛 10g，蜘蛛香 6g。

用法：用白酒 500ml 浸泡后搽伤口及周围。

【方 32】猴儿七 30g，小蛇参 10g，白酒 300ml。

用法：将药浸泡于 300ml 白酒中备用，外搽或将鲜药捣烂外敷。

【方 33】半截烂 5g，水蜈蚣 20g。

用法：捣烂外敷患处。

【方 34】螃蟹七、血蜈蚣、小蛇参、地蜂子各等量。

用法：水煎服，1 日 2 次。药渣外敷患处。

方源：方 26 至 34 选自《鄂西民族药志》中介绍的本地治蛇伤的民间方药。

【方 35】青蒿 30g，辣蓼 30g，一支黄花 15g，头花腰蓼 15g，骚羊牯 15g，过路黄 15g，鬼针草 15g。

用法：水煎服，1 日 1 剂，2 次分服。或捣烂冲开水 1500ml，分数次服。

【方 36】乌桕叶、鬼针草、星腥草、八角枫叶、六月雪、狗肝菜、过路黄、慈姑草、半边莲、降龙草、生扯拢、青蒿、三步跳、尖惊药、垂盆草、木芙蓉叶、水马桑、粘糊菜、东风菜，以上鲜品或干品均可。

用法：将上药研末或捣烂（鲜品）用醋调，外敷患处。

方源：方 35 至 36 由贵州省印江县自治县李光华献。

【方 37】朱砂莲 10g，三叶委陵菜 10g，半边莲 16g，铁灯苔 10g，碧血雷 10g。

用法：上药共研细末，同鸡蛋清调匀，外敷患处。

方源：湖北省来凤县杨洪兴。

【方38】半边莲、满天星、三爪龙、盐肤木树皮各等量。

用法：上药捣烂，敷伤口周围和肿胀部位。适用于毒蛇咬伤。

【方39】铁灯台、雄王连、鲜半边莲、徐长卿、酸汤杆、散血蛋、鲜扛板归、细辛、白芍、鲜慈姑、万年青根各适量。

用法：共捣烂，敷患处。适用于蝮蛇咬伤。

方源：以上二方由湖南省石门县熊鹏辉推荐。

【方40】猪儿草10g，小路边黄15g，五加风10g，一点红10g，半边莲10g，野花椒10g。

用法：上药捣烂成糊状，外敷患处与百会穴，亦可用上药各1两，水煎服。日1剂，分3次内服。

方源：湖南省古丈县向文柱。

【方41】旱烟油适量。

用法：用旱烟油涂敷伤口周围。

方源：湖南省石门县熊鹏辉。

【方42】女儿红草15g，蟠龙草15g，辣蓼草30g。

用法：女儿红草和蟠龙草水煎服，1日1剂，2次分服。辣蓼草捣烂外敷患处，1日1剂。

说明：女儿红，又名对月草，瓜子草，为远志科植物瓜子金的全草。

方源：湖南省永顺县陈复兴。

【方43】烟屎适量。

用法：烟屎即烟斗中所积的烟垢。对蜂刺伤和急性腹痛疗效亦好，取黄豆大小一粒，冲开水服。

方源：重庆市秀山自治县刘习之。

【方44】落花生100g，斑鸠窝100g，天青地白100g，飞天蜈蚣100g，扑地蜈蚣100g，韭菜根100g。

用法：水煎内服，1日1剂，3次分服。

说明：该方不仅可以治疗蛇伤，同时也可以预防蛇伤。

方源：重庆市秀山自治县白国万。

【方45】活蟑螂数个。

用法：将蟑螂放在新伤口上，让其吸出毒汁，停吸后将蟑螂放入清水中，待吐出毒汁后，可再次使用。

说明：该方法多作蛇伤救急处理，蟑螂吸毒后，仍要作进一步治疗。

方源：重庆市秀山自治县白国万。

【方46】茗叶细辛12g，雄黄3g，野烟叶15g。

用法：捣烂酒泡1至2小时，汁内服，渣外敷。

说明：茗叶细辛为马兜铃科植物茨菇叶细辛的全草。

方源：重庆市秀山自治县洪有昌。

【方47】鸭舌头（水奶浆草）、大蒜、雄黄、星字草（满天星）、胡萝卜各适量。

用法：洗净捣烂，将雄黄粉加入药内调匀，将药外敷伤口，1日1至2次。

方源：湖南省保靖县清水乡民间验方。

【方48】上天梯20g，酸米草20g，犁头尖20g。

用法：将以上鲜药洗净，捣烂外敷患处，1日3次。

方源：湖南省永顺县官坝乡李胜友。

【方49】荞子莲、一枝箭、摘耳草、水菖蒲、锯齿草、犁口草、金线吊葫芦。

用法：上药鲜品捣烂外敷患处。

方源：湖南省湘西民间验方。

【方50】蛇不过、黄藤、苦蛇药、线鸡尾、女儿红、一支蒿、辣蓼草、一支箭、蜂窝球、白前各适量。

用法：捣烂外敷。

方源：湖南省湘西土家族民间方。

【方51】雄王连15g，急解索15g，九斤苋15g，避蛇参15g，铁灯台15g，山苦瓜15g，血蜈蚣15g。

用法：水煎，内服。1日1剂，3次分服。

说明：在内服上方的同时，用铁灯台、山苦瓜叶（鲜药）捣烂，外敷伤口，1日1次。另用铁灯台，明矾煎水，外洗伤口。

方源：湖北省鹤峰县刘泽均。

【方52】魔芋叶、急解索、铁灯台鲜药各适量。

用法：上述鲜药洗净，共捣烂，外敷伤口。

方源：湖北省鹤峰县刘申树。

【方53】金线吊葫芦（鲜品）适量。

用法：全草或块根，洗净。用冷水捣拦成泥。每次内服药汁15g。1日3~4次。药渣外敷伤处，1日1~2次。

注：服药用冷开水兑服。不用热水。

金线吊葫芦为葡萄科崖爬滕属植物三叶青的块根或全草，味苦性平，具有赶火败毒、活血止痛功效。

方源：湖南省石门县熊鹏辉。

【方54】铁灯台10g。

用法：研末，内服。1次用冷开水冲服。1日2~3次。

另用鲜药捣拦加醋调匀，外敷患者，1日1~2次。

注：铁灯台为抱牙齿科植物金线重楼的根茎。味苦性凉，有小毒。具有赶火败毒，消肿止痛作用。

方源：湘西土家族民间方。

【方55】荞子莲15g，一支箭15g，挖耳草15g，水菖蒲12g，锯齿草15g，犁头尖15g，金线吊葫芦15g。

用法：鲜品洗净，捣拦成泥，外敷伤口处。1日换药1次。

方源：湘西土家族民间方。

【方56】八角莲（鲜）15g。

用法：洗净，捣拦，挤汁，兑白酒内服，1 次 6g。
1 日 2 次。药渣，外敷伤处周围，1 日 1～2 次。
方源：湘西土家族民间方。
【方57】九龙胆适量。
用法：用九龙胆磨汁，外搽患处，1 日 3～5 次。
注：九龙胆为防己科植物青牛胆。
方源：湖南省石门县熊鹏辉。

蜈蚣咬伤

【方1】一枝蒿 15g，剪刀草 15g。
用法：将上药鲜品捣烂贴患处，1 日 2 至 3 次。
说明：一枝蒿，又名乱头发，飞天蜈蚣，为菊科植物茋或西南茋的全草。
方源：重庆市秀山自治县田应云。
【方2】三叶鬼针草 200g。
用法：将上药洗净捣烂挤汁，揉搽伤口周围 10 分钟左右，1 日数次。
说明：三叶鬼针草，又名金盏银盘，虾钳草等。一般揉搽 10 分钟后疼痛消失。
方源：湖南省桑植县民间方。
【方3】千层刀适量。
用法：取新鲜的千层刀嚼烂，在咬伤的部位由外往内抹，把毒赶至伤口后，用吸附法将毒液吸出，再进行伤口处理。
说明：千层刀为杉木树的叶，抹后五分钟即可消肿。
方源：重庆市中药研究院瞿显友收集。
【方4】小枸叶。
用法：洗净捣烂外敷咬伤处。

方源：湖南省保靖县唐生孝。

【方5】地枇杷根嫩芽适量。

用法：将上药捣汁，以药汁涂伤处。

方源：湖南省石门县熊鹏辉。

【方6】五倍子叶、木子树叶适量。

用法：将上述两种鲜药在文火上烤秧，挤汁，用药汁外搽伤口，1日2~3次。

方源：湖北省鄂西土家族民间方。

狗　咬　伤

【方1】黑竹根60g。

用法：将黑竹根切成段，水煎内服，1日3次。

说明：黑竹根又名紫竹根，为禾本科植物紫竹的根茎，具有祛风、破瘀、解毒作用。临床多用于治疗狂犬病。

方源：重庆市秀山自治县黄尧斌。

【方2】紫竹叶50g，马钱子7个，斑蝥7个。

用法：水煎服，1日1剂，分3次服。连服7天。

方源：湖南省保靖县向安平。

蜂　螫　伤

【方1】旱芋头1个。

用法：先拔出毒箭，再以旱芋头砍破面擦局部。

【方2】人乳适量。

用法：用人乳涂患处。

方源：以上二方由湖南省石门县熊鹏辉推荐。

妇 产 科

急性乳腺炎

【方1】家葱7根（茎叶同用），地龙100g，75％酒精适量。

用法：将家葱和地龙捣烂，加酒精调成糊状备用，外敷患处，1日1次。连敷3至5次。

说明：该方具有清热解毒、消肿止痛作用。

方源：湖南省龙山县农车乡李春富。

【方2】铧口尖12g，小血莲叶10g，地五加12g，天青地白10g，桐油适量。

用法：将上药洗净，捣烂成泥，用桐油调匀，外敷患处。1日1次，连敷3至5天。

方源：湖南省永顺县张绍忠。

【方3】葵花树叶10g，盐螃蟹1个，冰片1g，桐油适量。

用法：将上药捣烂，同桐油调匀，外敷患处，1日1次，连用3至5次。

说明：葵花树叶即向日葵的叶子，具有清热、解毒、消肿之功。

方源：湖南省永顺县土家族民间方。

【方4】生天南星50g，生三步跳50g。

用法：将上药分五次用，每次加火葱，分葱各三根，共研成泥状，再与南星、三步跳捣烂，扭成小条。左痛放右鼻，右痛放左鼻。放五天五夜即可。

方源：贵州省沿河土家族自治县崔照银。

【方5】糯米藤根50g。

用法：将糯米藤根放在火上烤半生半熟，捣烂敷患处，1日1次。

方源：湖南省龙山县土家族民间方。

【方6】山苦瓜15g，铁灯台15g。

用法：将上药焙干研末备用。用时加适量凡士林调匀，外敷患处。

方源：湖南省永顺县小溪乡黄生金。

【方7】皂荚10g，地丁10g，木瓜10g，飞落伞10g，鸳鸯花10g，白及10g，炙甘草10g。

用法：水煎服，1日1剂，3次分服。也可将上药研末用温水调匀，外敷患处，1日1次。

方源：湖南省大庸市枫香岗乡田奇祥。

【方8】飞落伞15g，鸳鸯花15g，青皮10g，陈皮10g，连翘15g，甘草6g。

用法：水煎服，1日1剂，2次分服，连服3剂。

方源：湖南省大庸市全永平。

【方9】白芷6g，浙贝6g，飞落伞9g，连翘3g，鸳鸯花30g。

用法：水煎内服，1日1剂，3次分服。

说明：白芷功能消肿散结、止痛，浙贝尤擅清热散结，与飞落伞、鸳鸯花、连翘配用，治疗乳痈效果甚良。

方源：湖南省湘西土家族民间方。

【方10】飞落伞30g，汁儿根30g，刺五加皮10g。

用法：水煎兑酒服，1日3次。

方源：湖南省花垣县民间方。

【方11】飞落伞、木芙蓉、六月雪、地枇杷叶、野麻根、丝瓜络。

用法：将上药洗净捣烂外敷患处。将丝瓜络烧存性冲酒服。日1剂，分3次服。

方源：湖北省鹤峰县向才顺。

【方12】生南星、生三步跳各1g，火葱3根。

用法：将上药洗净打烂，制成丸，放于健侧鼻腔内。

方源：贵州省沿河县刘梦云。

【方13】犁头草。

用法：外用鲜品50至100g，捣烂外敷，主治乳腺炎、急性红眼病（急性结膜炎）、疮等。

方源：湖南省龙山县何峥嵘、徐振文。

【方14】淫羊藿根150g。

用法：鲜淫羊藿根水煎内服，外敷将鲜药洗净捣烂敷患处。

方源：湖南省龙山县彭御羽。

【方15】飞落伞、木芙蓉、六月雪、地枇杷叶、野麻根各适量。

用法：上述鲜药洗净，捣烂，外敷患处，1日1次。

说明：在外敷药物的同时，用丝瓜络烧灰（存性）兑酒内服。

方源：湖北省鹤峰县向才顺

【方16】九龙胆15g，六月凉15g，避蛇参15g，天青地白15g，飞落伞15g。

用法：水煎，内服。1日1剂，3次分服。

方源：湘西土家族民间方。

【方17】珍珠菜、蜂窝球、一点红、大蓟、飞落伞各12g.

用法：水煎，内服。1日1剂，3次分服。

方源：湖北省鹤峰县贾宏惠。

【方18】鸳鸯花 15g，丝瓜络 15g，蜂房 6g。

用法：水煎，内服。1 日 1 剂，3 次分服。外用药水洗患处。

方源：湖北省长阳自治县民间方。

【方19】土牛膝叶 20g。

用法：用冷开水洗净，晾干捣烂，外敷患处，1 日 1 次。

方源：湖北省长阳自治县民间方。

【方20】小青蛙 1 只，杉树子适量，地五加适量，桐油适量。

用法：药物捣烂，桐油调匀，外敷患处，1 日 1 次。

方源：湘西土家族民间方。

子宫脱垂

【方1】浮萍 60g，牛屎虫 4 个，犁头草 10g。

用法：水煎服，1 日 1 剂，2 次分服。

说明：牛屎虫，为金龟子科昆虫屎克螂的干燥全虫。

方源：湖南省古丈县土家族民间方。

【方2】当归 15g，夜关门 15g，四块瓦 12g，熟油子根 12g，地口袋 6g。

用法：水煎内服，1 日 1 剂，3 次分服。

说明：腰痛加丝棉皮，腹痛加广木香。

方源：重庆市秀山自治县龙长喜。

【方3】夜关门 9g，野茄根 6g，白芍 6g，黄连 3g。

用法：水煎内服，1 日 1 剂，3 次分服。

说明：夜关门为豆科植物拟粉叶羊蹄甲的根。

方源：重庆市秀山自治县陈兴仲。

【方4】大夜关门茎 30g，公猪直肠一段。

用法：将药装入肠内，捆扎两头，共煎煮，熟后去药渣吃肠及汤，每日 2 次。

说明：对脱肛的疗效亦好。

方源：湖南省湘西土家族民间方。

【方5】旱莲草 20g，熟油子根 20g。

用法：将上述药放入猪膀胱内缝好，煮熟服 3 至 4 次，最后用团鱼头烧灰白酒吞服，有地口袋加入更好。

方源：湖南省湘西土家族民间方。

【方6】糖罐子根 50g。

用法：水煎服，每日 3 次。

【方7】糖罐子根 20g，白胡椒 3g，党参 30g，红枣 10 枚。

用法：水煎取浓汁兑醪糟服，每日 3 次。

【方8】地瓜藤 20g，升麻 20g，刺梨根 30g，鸡爪参 30g。向日葵蒂 30g，瘦猪肉 500g。

用法：将上药混合后用文火炖至肉烂，食服汤汁，每日 3 次（不加盐巴）。

【方9】炒狗屎柑壳 30g，升麻 10g，益母草 20g，棉花根 50g。

用法：水煎服，每日 3 次。

方源：以上方 6～方 9 由重庆市石柱县陶安昔推荐。

崩 漏

【方1】马牙齿 30g，老虎泡根 20g，竹节三七 10g，救兵粮根 15g，栀子炭 30g，侧柏叶 20g。

用法：水煎服，1 日 2 次。

说明：也可治吐血、衄血、带下等病。

方源：湖北省来凤县凤翔镇杨洪兴。

【方2】木耳 250g，血余 40g。

用法：干木耳炒见烟，研粉末，血余炒成炭研末备用。每用木耳粉 6g，血余末 1g，用米酒或白酒调服，1 日 3 次。

方源：湖北省鄂西土家族民间方。

【方3】虎耳草 15g，生黄芪 12g，红鸡冠花 9g，炙甘草 6g。

用法：水煎服，1 日 1 剂，3 日 1 疗程。

方源：湖南省吉首市民间方。

【方4】鸡矢藤根、糖罐子、野南瓜、女贞子、红白鸡冠花。

用法：以上药物鲜品 50g，干品减半。水煎服，1 日 1 剂，2 次分服。

说明：该方主要治疗脾肾不足的白带等症，对崩漏，带下病引起腹痛有很好疗效。

方源：湖南省桑植县钟以元。

【方5】日夜吹一段。

用法：将日夜吹烧存性研末冲开水内服，1 日 2 次。

说明：日夜吹即牛鼻子的棕绳，穿在牛鼻的时间越长越好。

方源：湖南省古丈县土家族民间方。

【方6】白鸡冠花、四季花、仙桃草各等量。

用法：将上药焙干研粉，用甜酒或白糖冲开水内服，1 日 3 次。

方源：湖南省永顺县向开甲。

【方7】红鸡冠花适量。

用法：将药物炒炭存性，研细末。每次内服 5g。1 日 2 次，温开水送服。

方源：湖南省石门县熊鹏辉。

【方8】红斑鸠窝 30g。

用法：捣绒，兑热酒服（治红崩）。

说明：斑鸠窝即海金沙。

【方9】血盆草 30g。

用法：煎煮去药渣取汁服（治红崩）。

【方10】珍珠风根 50g。

用法：水煎服，日 3 次（治红崩）。

【方11】棕树籽 30g。

用法：将其烧过，研末，每日 3 次，每次开水送服 6g。

【方12】何首乌 50g，鸡屎藤 30g，瘦猪肉 500g。

用法：炖烂后食服（治红崩）。

【方13】棕树根 50g，地榆 50g。

用法：上药加食醋炒至面黑后，加水煎服。日服 3 次。

【方14】贯仲 30g。

用法：将贯仲炒存性为末，1 日 3 次，每次 10g，用红糖开水候温送服（治红崩）。

【方15】地榆 30g，醋适量。

用法：醋水各半，煎服，日服 3 次。

【方16】陈葫芦 15g（炒存性），莲房 30g（炒存性），共研细末。每次 6g。温开水送服，有汗出即终止服药（治赤白崩中）。

【方17】香附子（醋炒）15g，益母草 30g，红鸡冠花 50g。

用法：水煎服，每日 3 次。

方源：方 8 ～方 17 由重庆市石柱县陶昔安推荐。

慢性子宫颈炎

【方1】水王连 1000g。

用法：将水王连研末过筛，用凡土林配成 25% 的软膏，涂患处。用药前用温水坐浴，然后涂药，1 日 1 次。

说明：用本方治疗慢性子宫颈炎患者 60 余例，有效率达 90%。

方源：湖南省湘西州民族医药研究所田华泳。

【方2】四方马兰15g，岩泽兰15g，青枫10g，叶上子10g，老鸭酸10g。

用法：水煎服，1日1剂，3次分服。

说明：四方马兰为唇形科植物半枝莲。

方源：湖南省古丈县土家族民间方。

【方3】三年无叶花。

用法：将本品放在瓦片上焙干研末，1次2g。用白酒送服，1日1次，7天为一疗程。

说明：三年无叶花为天南星科魔芋的花。

方源：湖南省石门县熊鹏辉。

【方4】石吊兰15g，红青枫15g，半枝莲15g，叶上子15g，红老鸦酸15g。

用法：水煎兑白糖内服，1日1剂，3次分服。

方源：湖南省古丈县土家族民间方。

月经不调

【方1】梁山泊60g，祝英台60g，棉花根60g，苞谷根60g，映山红30g，四块瓦30g，打不死30g，岩爬藤30g。

用法：水煎内服，1日1剂，3次分服。

说明：梁山泊也称泥鳅条。

方源：湖南省古丈县土家族民间方。

【方2】大黄10g，生地10g。

用法：共研末，兑白开水吞服。1日1剂，2次分服。

方源：湖南省龙山县内溪乡张德武。

【方3】四季花15g，乌泡刺12g。

用法：水煎兑红糖服，1日2次。

方源：重庆市秀山自治县周任清。

【方4】牛膝9g，茜草12g，香附（醋炒）12g，对月草15g。

用法：水煎服，1日2次，连服2剂。

说明：对月草又称元宝草、蛇开口、叫珠草，为藤黄科植物元宝草的全草。

方源：重庆市秀山自治县张文斋。

【方5】白芍6g，香附6g，炒艾叶6g。

用法：水煎内服，1日1剂，3次分服。

说明：白芍能养阴止痛，香附理肝气止痛，炒艾叶温经收涩，对虚寒性月经过多有较好疗效。

方源：重庆市秀山自治县杨吉之。

【方6】五花血藤12g，小柑子9g，红火麻12g，水浮草12g，红花6g，黄荆条9g，搬到正9g。

用法：水煎兑酒服，1日3次。

方源：重庆市秀山自治县周任清。

【方7】丹参500g。

用法：将药物研细末，每次内服9g。1日2次，陈酒送下。

【方8】月季花30g，玫瑰花30g。

用法：水煎浓汁加适量甜酒服用，每日3次。

【方9】木通10g，益母草15g，月季花14g，对月草10g，大血藤15g。

用法：水煎浓汁，加红糖，兑服。

【方10】茜草15g，益母草30g，对月草15g，红枣10个。

用法：水煎服，每日3次。

【方11】一枝黄花50g，益母草30g。

用法：水煎服，每日3次。

【方12】鲜姜30g，红糖30g。

用法：水煎候温服，日3次（治痛经）。

【方13】马鞭草 30g，红牛膝 30g，对月草 50g。

用法：水煎，分 2 次服（治痛经）。

【方14】香附 15g，益母草 50g，陈艾叶 15g，红糖 30g。

用法：水煎取浓汁，分 3 次服（治经行腹痛）。

【方15】红斑鸠窝 15g，陈棕榈炭 20g，珍珠风根 10g。

用法：水煎服，日 3 次（治月经过多）。

【方16】继木花 15g。

用法：水煎服，日 3 次（治月经过多）。

【方17】鲜藕节 50g，侧柏叶 50g。

用法：共捣绒取汁，加醪糟适量送服，每日 3 次。

方源：方 7～方 17 由重庆市石柱自治县陶昔安推荐。

【方18】大血藤 12g，小血藤 12g，挖耳草 12g，铁马鞭草 12g，马脚草 12g，小杆子 12g，叶下红 12g，女儿红 12g，四季花 12g。

用法：水煎，内服。1 日 1 剂，1 日 3 次。

方源：湘西土家族民间方。

闭　经

【方1】紫羊奶泡根 30g，岩枇杷 10g，水高粱 10g，矮地茶 15g。

用法：水煎服，1 日 1 剂，3 次分服。

方源：湖南省古丈县土家族民间方。

【方2】牛尾菜 15g，木通 30g，大血藤 40g，小血藤 40g，益母草 40g，鲜鸡蛋 3 个。

用法：先将药物共煎去渣，将鸡蛋放入药液中煮熟，再将鸡蛋中加甜酒和红糖少许煮沸，待冷后内服。1 日 1 剂，分 3 次空腹食之。

方源：湖南省古丈县土家族民间方。

【方3】当归10g，川芎7g，赤芍10g，玄胡20g，没药9g，生蒲黄10g，五灵脂10g，泽兰10g。

用法：水煎服，1日1剂，3次分服。

说明：有寒者加肉桂7g，少腹痛者加小茴10g。

方源：湖南省永顺县羊峰乡樊学练。

【方4】白腊树花15g，百草霜12g。

用法：水煎兑酒服，1日3次。

方源：重庆市秀山自治县土家族民间方。

【方5】大血藤15g，益母草10g，大叶下红10g，香附子5g。

用法：水煎服，或兑白糖服。

说明：大叶下红，为水龙骨科植物庐山石韦的全草。

方源：湖南省湘西土家族民间方。

【方6】小血藤15g，四季花12g。

用法：水煎兑甜酒服，1日3次。

方源：重庆市秀山自治县庹宜廷。

【方7】小血藤15g，川楝12g，倒毒散10g，益母草20g，水菖蒲10g，露水草12g，四季花12g。

用法：水煎兑红糖服，1日3次。

说明：倒毒散为蔷薇科植物刺悬钩子的根，有活血祛瘀作用。

方源：重庆市秀山自治县苏元珍。

【方8】晚蚕砂50g，陈酒（米酒）1000g。

用法：先将晚蚕沙炒黄，与陈酒同煮沸，澄清后去渣。1日2次，每次10至20ml。

方源：湖南省龙山县石牌乡夏治平。

【方9】五不留行10g，丹参10g，泽兰10g，生卷柏10g，川牛膝10g，生山药30g，红糖30g，水蛭4g。

用法：水煎内服，1 日 1 剂，3 次分服。

说明：对气滞血瘀型闭经效果好，难产也有此效。

方源：湖北省来凤县凤翔镇杨洪兴。

痛　经

【方 1】韭菜 100g，打不死 50g，萱草根 100g，大艾梗 100g，鸡蛋 6 个。

用法：先将前四味药煎水，用沸药水冲鸡蛋花（鸡蛋 2 个）。1 日 1 剂，分 3 次服。

方源：湖南省吉首市土家族民间方。

【方 2】破铜钱 50g，甜酒 50g，红糖 30g。

用法：将破铜钱洗净与甜酒同煎，去药渣与红糖冲服。1 日 1 剂，分 2 次服，5 天为一疗程。

方源：湖南省吉首市土家族民间方。

【方 3】元胡（酒炙）30g，香附（醋炙）10g。

用法：将药物共研细末，每次内服 10g。1 日 2 次，用酒送服。

方源：湖南省石门县熊鹏辉。

带下病

【方 1】铁丝还阳 100g，甜酒适量。

用法：将铁丝还阳烧存性研成灰，用甜酒汁冲服。1 日 3 次，每次 6g。

说明：铁丝还阳为松萝科植物长松萝的丝状体。性甘、味平，具有清热解毒、止血等功效。

方源：湖北省来凤县民间方。

【方2】冬瓜子60g，冰糖30g。

用法：将冬瓜子研成末冲开水加冰糖服，连服3剂。

方源：重庆市秀山自治县罗英松。

【方3】萹蓄9g，小白菊12g，铁灯台9g。

用法：水煎兑甜酒服，1日3次。

方源：重庆市秀山自治县沈绍云。

【方4】白荆条12g，白胭脂花12g，白鸡冠花15g，白菊花12g。

用法：水煎对甜酒服，1日3次。

说明：土家医用药原则：以白治白，以红治红的习惯，故治白带多采用白色之品。

方源：重庆市秀山自治县周红清。

【方5】胡椒30粒，硫磺3mg，鸡蛋1个。

用法：在鸡蛋顶端开一小孔，放入胡椒，硫磺，用菜叶封好蛋孔，置于红火灰中烧熟吃，1日2个。

方源：重庆市秀山自治县李志明。

【方6】克马草15g，杉寄生9g，地榆12g，地枇杷根15g。

用法：水煎服，日1剂，分2次服。

说明：用药期间忌生冷、辛辣、牛肉、襄荷等食物，忌房事。

方源：湖南省桑植县刘金德。

【方7】斑鸠窝（海金沙）15g，白皮根15g，赶山鞭15g。

用法：水煎服，1日1剂，用白糖水兑药早晚分服。

说明：服药期间，忌生冷、发物。

方源：湖南省保靖县刘秀英。

【方8】白鸡冠花15g，芭蕉心15g，白糖20g，鸡蛋3个，猪骨250g，杉木树浆汁适量。

用法：用骨头汤熬药，后加鸡蛋和白糖。1日1剂，3次分服。10 剂为 1 疗程。

方源：湖南省永顺县陈复兴。

【方9】梧桐树根皮45g。

用法：水煎服，1 日 1 剂，3 次分服。

方源：湖南省保靖县普戎乡彭顺兴。

【方10】棉花籽50g，黄剥皮50g。

用法：棉花籽炒黑存性，黄剥皮炒微黑共研细末，1 日 1 剂，2 次分服，饭前兑陈酒吞服。

说明：棉花籽具有温肾、补虚、止血之功，用于治疗阳痿、遗尿、脱肛、带下。

方源：湖南省龙山县石牌乡夏治平。

【方11】桂枝10g，白术10g，龙骨10g，牡蛎10g，云苓10g，泽泻10g，莲须6g，白芍10g，陈皮5g。

用法：水煎服，每日 1 剂，3 次分服。即早晚饭前和睡前服。

说明：该方对男子白浊也有很好的疗效。

方源：湖南省永顺县王东清。

【方12】广椒七200g，瘦猪肉100g。

用法：将广椒七洗净加入切好的瘦猪肉煮熟，去药渣吃肉喝液，1 日 1 剂，3 次分服。

说明：广椒七又名九头狮子草。

方源：湖北省鄂西土家族民间方。

【方13】猫耳朵50g，地米菜（荠菜）50g。

用法：水煎服，1 日 1 剂，2 次分服。

说明：猫耳朵为茄科植物白英的全草。具有抗肿瘤、清热解毒、利湿作用。

方源：湖南省龙山县土家族民间方。

【方14】白鸡冠花3g，炒艾叶9g，北芪9g，党参9g，白茯苓9g。

用法：加水、酒、糖蒸服，日服2次。

方源：重庆市秀山自治县杨吉之。

【方15】杉树浆5g，枞树浆5g，鸡蛋1个。

用法：将杉树浆、枞树浆研末，与生鸡蛋，用开水冲服，每次1个，每日3次，连服3天。

方源：湖南省永顺县官坝乡李胜友。

【方16】藤珠子根50g，松树油9g，天青地白20g，甜酒250g。

用法：用甜酒水煎服，日1剂，分3次服，一个疗程10天。连服2至3个疗程。

方源：湖南省永顺县彭吉林。

【方17】地米菜30g。

用法：将新鲜药物洗净，药水内服，日1剂，分3次服。

方源：湖北省鹤峰县田水清。

【方18】黄瓜香100g，猪脚一只。

用法：用清水服。

方源：湖南省龙山县田仁孝。

【方19】苦痧药30g，黄剥皮30g，蛇床子30g，花椒10g。

用法：将上药3000ml水煎至2000ml，早晚坐浴。

方源：湖南省泸溪县周刚。

【方20】穿心莲15g，赤芍10g，香樟根皮10g。

用法：水煎服，每日3次。

【方21】白扁豆花15g。

用法：水煎服，每日1剂，3次分服。

【方22】白鸡冠花30g。

用法：水煎服，每日1剂，3次分服。

【方23】贯仲20g，苦荞头50g，大蓟30g，盘龙参20g。

用法：水煎服，每日1剂，3次分服。

【方24】棕树根50g，三白草30g，粉子头30g，白鸡冠花30g，瘦猪肉500g。

用法：炖至肉烂熟，食服。

【方25】生鸡蛋1个，开一小孔，放入白果仁3粒，再用纸封口，蒸熟服食，每次1个，每日2次。

【方26】刺黄剥皮20g，黄连须10g，人丹草5g，白矾10g。

用法：煎水，早晚熏洗阴部。如阴部发痛，则加地肤子15g，蛇床子15g，花椒5g，共煎后熏洗（此方兼治滴虫）。

【方27】鲜水腊烛根100g，切细，再以适量猪油炒5分钟，再加水煎，取浓汁，分三次服用（治黄带）。

方源：方20～方27由重庆市石柱土家族自治县陶昔安推荐。

【方28】小血藤、过风藤、枣子根、毛绣球、枫木根、桑树根、大火桃根、龙船泡根各适量。

用法：水煎服，1日1剂，2次分服。

方源：湖南省湘西土家族民间方。

产后缺乳

【方1】奶浆草（一点白）100g，猪脚1只。

用法：将奶浆草洗净与猪蹄炖熟，去药渣，服猪脚及药汤。1日1剂，3次分服。

说明：奶浆草有补肾益精、通乳之功，民间多用于治疗产后缺乳。

方源：湖南省吉首市民间方。

【方2】鲜河虾200g，甜酒汁250ml。

用法：将鲜虾洗净，用甜酒汁煎虾，取汤汁热服，1日1

剂。3 次分服。

说明：河虾具有补中、通乳之效，甜酒汁有滋阴、行气、活血作用，两者配伍因而具有很好疗效，是民间常用之方。

方源：湖南省永顺县土家族民间方。

【方3】甲珠 8g，当归 14g，川芎 10g，白芍 10g，熟地 14g，通草 8g，猪蹄 2 只。

用法：将上药用纱布包紧，同猪蹄煮熬，待猪蹄煮熟后去药渣。食猪蹄喝药汤，1 日 1 剂，1 日 3 次。

方源：湖南省龙山县石牌夏治平。

【方4】地枇杷根 30g，奶浆草 30g，猪蹄 1 只。

用法：将新鲜地枇杷根，奶浆草洗净与猪蹄同煮，熟后去药渣，食猪蹄服药汁，1 日 1 剂，分 3 次服。

方源：湖北省鹤峰县陈家声。

【方5】奶浆草 50g，奶浆树 50g，河虾 50g。

用法：先将前二味药煎取浓汁，再将虾焙干炒熟，然后用药汁兑虾内服，可加适量的红糖调味。1 日 1 剂，2 次分服。

方源：湖南省龙山县兴隆乡土家族民间方。

【方6】生虾子 100g，生姜少许。

用法：将上药共捣烂取汁，用开水冲服。

【方7】猪后腿一只，通草 60g。

用法：将猪腿洗净切小块，与通草共煮至猪腿烂熟为度，吃肉喝汤。

方源：方 6 ~ 方 7 由湖南省石门县熊鹏辉推荐。

【方8】高粱 50g。

用法：将高粱放于铁锅内拌炒，以焦黄为度，放清水 500ml 煮煎，每次口服 100ml。

方源：湖南省花垣县民间方。

【方9】王不留行 10g，通草 6g，猪蹄一只。

用法：药物同猪蹄一同炖熟，加适量食盐，内服猪蹄及喝汤。1日1剂，3次分服。

方源：湖北省长阳土家族自治县民间方。

女性不孕症

【方1】克马草15g，水灯草15g，谷穗15g，包谷须15g，茅根12g，吴芋12g。

用法：水煎服，日一剂，分二次服。

方源：湖南省大庸市汤似香。

【方2】赶山鞭2根，麻根一根，牛克西5根，五花血藤1片，路边黄2根，红花5g。

用法：将上药水煎内服，1日1剂，2次分服。

方源：湖南省保靖县刘秀美。

【方3】过岗龙15g，天青地白15g，人丹草9g，小血藤15g，打不死12g，小通花根12g，大血藤15g，倒生根12g。

用法：水煎服，日1剂，分2次服。

方源：湖南省湘西土家族民间方。

【方4】熟地18g，知母15g，黄剥皮50g，滑石50g，陈皮10g，云苓10g，通草6g，云苔子50g，阳起石50g，生地50g，砂仁10g。

用法：将上药加水500ml，煮熬成膏状，手工制成粒丸，如黄豆大，1日3次，每次15g。

方源：湖北省长阳土家族自治县民间方。

【方5】叶抱珠15g，子上叶15g，叶上子15g，益母草15g。

用法：水煎服，1日1剂，3次分服。在月经净后服上药2剂。

方源：湖南省古丈县土家族民间方。

【方6】续断15g，红克马草12g，四季花12g，石榴根12g。

用法：水煎内服，1日1剂，3次分服。

方源：重庆市秀山自治县沈绍云。

【方7】艾叶10g，紫草5g，麝香0.1g。

用法：捣绒，灸妇人脐下一寸三分，每经期灸一次。

方源：重庆市秀山自治县余辅臣。

【方8】仙鹤草7株，羊胡子草50g，反背青50g，益母草50g，克马草50g，野黄花根须一株。

用法：水煎，待月经干净后服，1日1剂，3次分服，连服3剂。

方源：重庆市秀山自治县喻玉莲。

难 产

【方1】燕麦150g，当归60g，川芎30g，龟板9g。

用法：水煎内服，1日1剂，3次分服。

方源：重庆市秀山自治县余辅臣。

【方2】急性子6g，水芹菜15g，当归15g，川芎15g。

用法：水煎内服，1日1剂，3次分服。

说明：急性子为凤仙花科植物凤仙的种子，有破血、消积软坚的作用。药理实验证明，对子宫有收缩作用。

方源：重庆市秀山自治县民间验方。

【方3】全当归50g，龟板12g。

用法：水煎服，1日1剂，3次分服。

方源：湖南省花垣县长乐乡民间方。

产后疼痛

【方1】蜂窝球50g。

用法：洗净捣烂，挤汁兑少许黄酒（米酒）或甜酒内服。1日1剂，分3次口服。

说明：蜂窝球具有清肝火、散郁结、降血压作用，其散郁结、解毒作用为历代本草所论及，民间应用颇广。

方源：湖南省保靖县马王乡罗光廷。

【方2】三匹五花叶、蛇泡草、五花齿叶、三匹风各15g。

用法：水煎，内服。1日1剂，2次分服。

方源：湘西土家族民间方。

【方3】野丝瓜根15g，阳雀草15g，夜关门15g，甘草10g。

用法：水煎，内服。1日1剂，3次分服。

方源：湘西土家族民间方。

【方4】鸡矢藤12g，黄皮草12g，社蒿草12g，灶心土10g。

用法：水煎，内服。1日1剂，3次分服。

方源：湘西土家族民间方。

【方5】冬笋壳、葱、姜各适量。

用法：冬笋壳烧灰（存性），葱姜切碎，与药灰调匀，用粗布或毛巾将药包裹，外敷小肚处。1日2~3次。

方源：湘西土家族民间方。

产后瘀血

【方1】散血草（星宿菜）15g，铁扫把（夜关门）10g，鸡蛋5个。

用法：将上药焙干研细，将蛋去壳和药粉调匀后放入锅内

（放少许植物油）炒熟内服。1 日 1 剂，分五次服完。

说明：本方对产后瘀血、余毒不尽有解毒散瘀作用。

方源：湖南省龙山县苗儿滩乡姚绍坤。

阴　痒

【方1】桂鱼风 15g，荆芥 12g，苦瘀药 15g，黄剥皮 12g，紫草 15g，川椒 12g，枯矾 12g，蛇床子 15g，鹤虱 15g，五倍子 10g。

用法：将上药煎汁 500ml，用 250ml 兑少许开水倒入干净盆中，先熏后洗或坐浴 15 至 30 分钟，1 日 1 剂，早晚各 1 次，10 天为 1 疗程。

说明：一般 1 个疗程即可治愈。

方源：湖南省龙山县李金枝。

胎衣不下

【方1】蓖麻子 2 粒。

用法：将其捣烂贴在产妇足心，生男贴左足心，生女贴右足心。

方源：湖南省湘西土家族民间验方。

【方2】红花 30g，散血草 10g。

用法：白酒煎服，1 日 3 次。

说明："胎衣不落，子死腹中等临床诸证，非红花不能治。"

方源：湖南省湘西州民族医药研究所瞿显友。

胎动不安

【方1】雨点草 15g，桑叶 12g，克马草 15g，鸡蛋 2 个。

用法：水煎服，取煎液煮鸡蛋吃，1 日 2 次。

方源：湖南省花垣县土家族民间方。

功能性子宫出血

【方1】肺形草 50g，白砂糖 50g。

用法：将肺形草洗净，放入锅内用白砂糖炒热，然后水煎，1 日 1 剂，1 日 2 次，3 日为 1 疗程。

说明：该方还可用于肺结核出血、支气管扩张出血等症。

方源：湖南省吉首市土家族民间方。

阴 吹 病

【方1】猪板油 20g，血余炭 15g。

用法：水煎服，1 日 1 剂，分 3 次服。

说明：该方长期在湘西土家族民间流传应用，对阴吹病、皮肤风等症疗效较好。

方源：湖南省大庸市西溪坪乡全继准。

妊娠呕吐

【方1】瓜子金 50g，茅根 15g，鸡蛋 2 枚。

用法：先将前二味药煎水，再将煮熟的鸡蛋去壳放入药汁内煮熟，食蛋服汤，1 日 1 剂，2 次分服。

说明：该方治疗妊娠呕吐有较好的效果。

方源：湖南省凤凰县新场乡民间方。

催 生

【方1】当归100g，川芎21g，龟板（醋炙）20g，血余炭5g。

用法：上药加水二碗用文火煎至一碗，3次分服。

方源：湖南省湘西土家族民间验方。

安 胎

【方1】当归、川芎、白鸡冠花、生地、条芩、白术、砂仁、陈皮、苏梗、甘草。

用法：水煎服，1日2次。

方源：湖南省湘西土家族民间验方。

儿　科

疳积（走胎）

【方1】过路黄30g，菝葜30g，猪肝60g。

用法：将上述三种药焙干研末，用红糖送服或拌入饭内吞服。1日1剂。

方源：湖南省桑植县上河溪肖英武。

【方2】将路边荆30g洗净水煎取浓汁，用药汁炒猪肝，1日1剂，3次分服。

说明：路边荆又名白马骨、六月雪，具有健脾、止泻、消积滞作用。

方源：湖南省花垣县团结镇姚芳泽。

【方3】党参5g，白术5g，云苓5g，甘草5g，大白5g，雷丸5g，山楂5g，力曲5g，花粉5g，内金4g，黄连3g，使君子5g。

用法：水煎取浓汁，1日1剂，3次分服。即早晚饭前及睡前服。4至10岁每次10至15ml，3岁以下每次5至10ml。

说明：5剂为一疗程。

方源：湖南省永顺县王东清。

【方4】甜酒曲1粒，五谷虫20g。

用法：将上药焙干研成细末，分成5等份，用米汤调服，1日3次。

说明：本方为谢氏祖传经验方，并经谢氏在农村应用二十多年，屡奏良效。

方源：湖南省泸溪县谢祥龙。

【方5】五谷虫6g，神曲5g，白貚油6g。

用法：将五谷虫与神曲研粉，用白貚油调匀后煎熟成块，1日1剂，1日2次。

说明：该方为周氏祖传秘方，经周氏几代人应用，疗效甚佳。

方源：湖北省恩施州民族医院周柱贤。

【方6】粘草子根15g，茜草根10g，野葫芦藤根10g，小槐花根10g，鸡蛋1个。

用法：先将上药煎水，后放鸡蛋入药水中煮熟，去壳吃蛋。用药水给患者洗澡，边洗边揉患儿肚脐30次。1日1次，连用1周后为1个疗程。

方源：湖南省古丈县土家族民间方。

【方7】铁扫把根15g，胡颓子根15g，麦芽10g，地枯髅10g。

用法：水煎服，1日1剂，3次分服。

方源：湖南省龙山县向仁望。

【方8】牛毛针、苍耳根、克马草、小竹叶、水灯草各5g。

用法：水煎当茶饮，1日3～5次。

方源：湖南省桑植县洪家关乡刘理生。

【方9】鸡合子100g。

用法：将药物研细末，每次3至5g。日2次，温开水送下。

方源：湖南省石门县熊鹏辉。

【方10】韭菜还阳30g，面粉500g。

用法：将韭菜还阳焙干研末，加发面粉中蒸馍内服。

说明：韭菜还阳为水龙骨科植物石蕨的全草。

来源：湖北省咸丰县土家族民间方。

【方11】铁栏杆10g，瘦猪肉50g。

用法：炖至瘦肉烂熟后，食服其汁。

【方12】红斑鸠窝10至15g。

用法：水煎取浓汁服，每日3次。

说明：红斑鸠窝即红海金沙。

【方13】隔山消50g，苦荞苑50g，糯米菜根100g，鸡屎藤30g，炒大米100g。

用法：上药共研细末，每早晚各服3g，加白糖调服。

【方14】蓼子花20g，谷精草15g，青蛙2只（去皮及头、足、内脏等）。

用法：将上药炖熟后，取药汁服，每日3次。

【方15】癞虾蟆3只（去头、皮、足及内脏）。

用法：用菜油将洗净之虾蟆肉涂抹后，置于瓦片上炙熟，每日食1只，连食5至6只。

方源：方12～方16由重庆市石柱土家族自治县陶昔安推荐。

【方16】使君子、雄黄、小柑子、黑豆子、泡板花、葫芦果、锡皮草各适量。

用法：药物放在米饭上蒸吃即可。雄黄不过0.1g。

方源：湖南省湘西自治州民间方。

【方17】寒水石15g，雄黄3g。

用法：将上药研或粉，兑鸡肝蒸熟内服。1日3次。

方源：湖南省大庸市燕学文。

【方18】见肿消50g，鸡蛋1个。

用法：见肿消、鸡蛋合煮，然后将鸡蛋去壳内服，煮时鸡蛋不能破。

方源：湖南省龙山县彭成龙。

【方19】大田螺1个，神曲半个，细辛3g，葱白三根。

用法：上药研细或捣烂如泥，外敷肚脐上用纱布固定，药干后取出。1日1次。

方源：湘西土家族民间方。

【方20】淮山120g，鸡内金30g，共研成粉。每天5~10g拌粥、饭、牛奶等中食用。

方源：湘西自治州马伯元。

【方21】鸡蛋壳适量。

用法：将蛋壳炒黄，研细末，加白糖少许。每次3g。1日3次，温开水送下。

方源：湖南省石门县熊鹏辉。

麻　疹

【方1】香菇15g，瘦猪肉60g。

用法：瘦肉用淘米水洗净切成片，香菇去梗一齐放入锅中加水500ml煮至肉熟，加盐调味，1日1剂，3次分服。

说明：香菇甘平，有益胃气，托痘疹之功，对麻疹发热，疹出不快者，有发疹之效。

方源：湖北省长阳土家族自治县土家族民间方。

【方2】葛根10g，全瓜蒌6g，石膏10g，浮萍6g。

用法：水煎内服，1日1剂，3次分服。

方源：重庆市秀山自治县王庆岚。

【方3】圆柏叶适量。

用法：用粗纸将圆柏叶包卷成筒，用火烧使其烟气熏身。1日2次。

说明：本品有祛风散寒、活血消肿的功能。

方源：湖北省鄂西土家族民间方。

【方4】西河柳 15g，葛根 6g。

用法：用于前趋期和出疹初期。水煎服，每日 3 次。

【方5】红浮萍 30g。

用法：用布包煎水，熏洗或用药渣外熨，以助透疹。

【方6】蓼子叶 30g。

用法：用开水将药熨热后擦胸背及四肢，以助透疹。

【方7】红皮萝卜 30g，鸳鸯花藤 30g。

用法：水煎后取浓汁，频频呷服，清疹后余毒。

【方8】绿豆 30g。

用法：水煎取浓汁频服（每日 4 至 6 次）直至病愈为止，可除疹后余毒。

方源：方4～方8为重庆市石柱自治县土家族民间方。

【方9】升麻、丝瓜络各适量。

用法：将上药烧存性，放于碗中，再用一小碗盖在大碗上，用开水反淋三个圈，尔后用冷开水顺淋三个圈，药匠称为鸳鸯水。内服时不用揭碗盖，将药水倒出喝，1 日 3 次。

方源：湖南省龙山县兴隆乡蒋衡甫。

婴儿腹泻

【方1】熟油子 7 粒。

用法：将药物研末，以桐油煎鸡蛋 1 个，将熟油子末撒于鸡蛋上，敷脐部。

方源：湖南省永顺土家族民间方。

小儿吐乳

【方1】肉豆蔻 2.5g。

用法：将药物研细末，每次 0.3 至 0.5g。1 日 3 次，温开水冲服。

说明：本方对寒证性吐乳疗效好。

方源：湖南省石门县熊鹏辉。

【方2】黄连 0.5g。

用法：将药物以乳磨汁，内服药汁。本方用于热证性吐乳。

方源：湖南省石门县熊鹏辉。

小儿高热

【方1】地虱母、老鼠屎适量。

用法：将上药等量用瓦片焙干，研粉备用。1 次用糖开水冲服 1 至 3g 药粉，1 日 3 次。

方源：湖北省恩施市周柱贤。

【方2】狗牙齿 30g，雄黄 3g，鸡蛋清适量，米醋适量。

用法：狗牙齿与雄黄捣烂，加鸡蛋清，米醋，调成糊状均匀的铺在纸上贴在心窝部，日 1 次。

方源：湖南省永顺县向加湘。

【方3】金线吊葫芦 3g，铁灯台 6g，倒钩藤 6g。

用法：水煎，内服。1 日 1 剂，3 次分服。

方源：湖南省石门县熊鹏辉。

小儿惊风

【方1】茶叶 3 至 5g。

用法：嚼烂后，敷于囟门。

【方2】六月雪全草 30g。

用法：水煎服。

【方3】排风藤10g，钩藤5g，水竹沥3ml。

用法：将上方前二药加水蒸取浓汁兑水竹沥服用。

【方4】瓜子金30g。

用法：研末，开水送服5g，1日3次。

【方5】芦竹取沥10ml。

用法：一次服（治小儿高热惊风）。

方源：以上由重庆市石柱自治县陶昔安推荐。

小儿夜啼

【方1】蝉蜕7个，灯草7根，朱砂0.5g。

用法：水煎内服，1日1剂，3次分服。

方源：重庆市秀山自治县孙竹轩。

【方2】陈红茶10g。

用法：将陈红茶（越陈越好）用口嚼烂，外敷小儿肚脐上，外用棉花或敷料胶布固定。

说明：外敷药后，3至5分钟即可停止啼闹而入睡。

方源：湖南省永顺县陈正达。

小儿脾虚泄泻

【方1】党参10g，白术5g，枞茯苓10g，甘草6g，藿香6g，广木香6g，葛根6g。

用法：先用清水将药泡10至15分钟，水煎服。1日1剂，3次分服。1至3剂可愈。

方源：湖南省龙山县红岩乡张家兴。

【方2】生姜。

用法：先将生姜加热，置患儿两手掌大指下端，再按揉60

至 70 次即见效。

　　说明：用于小儿寒夹食吐泻。

　　方源：重庆市秀山自治县陆清明。

鹅　口　疮

【方1】桑菌适量。

　　用法：用乳汁磨水，将药汁涂口腔患部。1 日 2 次。

　　说明：桑菌也称桑黄、桑耳，治鹅口疮取金黄色者为佳。

　　方源：湖南省永顺县杨生绪、彭南凤。

【方2】小黄瓜香 10g，天青地白 10g。

　　用法：将上述药物洗净，用淘米水 20ml 捣烂，用药汁搽涂口腔，1 日数次。

　　方源：湖南省古丈县断龙乡向楚光。

【方3】犁头尖（鲜品）适量。

　　用法：将犁头尖洗净，捣烂，外敷患处。1 日 2 ~ 3 次。

　　方源：湘西土家族民间方。

五 官 科

急性扁桃体炎

【方1】 金线吊葫芦3粒。

用法：将鲜品捣烂兑冷开水内服，1日3次。

说明：该单方对急性扁桃体炎疗效甚佳、对疱疮肿有很好疗效。

方源：湖南省龙山县土家族民间常用方。

【方2】 大金刀适量。

用法：将鲜药洗净捣烂挤汁，加水含漱。

说明：大金刀为水龙谷科盾蕨的全草。

方源：湖南省吉首市民间方。

【方3】 三两金10g，山豆根10g。

用法：将上药焙干共研细末，过120目筛，取粉末用小管吹入咽喉或口腔，1日2次。

说明：三两金为紫金牛科植物朱砂根的根。该方对急性咽喉炎、扁桃体炎疗效甚佳，一般1至2天就可治愈。

方源：湖南省古丈县余菊华。

【方4】 一柱香（一枝黄花）10g。

用法：洗净捣烂，放入碗内加凉水50ml，后加沸水100ml冲入碗中（名为阴阳水），盖好后放1小时，内服药液，1日1剂，3次分服。

方源：湖南省保靖县拔茅乡向恒传。

【方5】蜘蛛窝5至7个。

用法：将蜘蛛窝5至7个烧成黑灰，用小管吹入患处。1日1剂，1日3次。

说明：蜘蛛窝又名壁钱。该方经献方人几十年临床应用，累奏特效。

方源：湖南省永顺县王东清。

【方6】蜘蛛1个，地虱子1个。

用法：将两药焙干研末，吹于患处。1日2至3次。

说明：地虱子即为蚁狮。

方源：湖南省永顺县官坝乡李胜友。

【方7】铧口尖20g，细老鸦酸20g。

用法：将上药洗净焙干，研末备用。每次用小管将药末吹于口内，1日数次，连用3天。

说明：该方具有清热解毒，消肿止痛作用。

方源：湖南省永顺县民间方。

【方8】牛黄（天然牛黄）1g。

用法：将牛黄研成细末，用细管吹于咽喉处，1日3次。

方源：湖南省古丈县宋贻孝。

【方9】雷蜂窝10g，阳尘5g。

用法：上药焙干，研末，用小筒放药吹患处，日3次。

方源：湖南省永顺县向加湘。

【方10】威灵仙（鲜品）60g，一枝黄花30g，水黄连10g。

用法：水煎内服。1日1剂，2次分服。

方源：湘西土家族民间方。

【方11】威灵仙（鲜品）50g。

用法：洗净，水煎，内服。1日1剂。内服药汤或当茶饮。

方源：鄂西土家族民间方。

【方12】九龙胆 9g，冰片 0.3g。

用法：共研末，药末涂扁桃体或将药末吹入咽喉处。1 日
2～3 次。

方源：湘西土家族民间方。

口 腔 炎

【方1】小黄瓜香全草 10 根，天青地白全草 10 根，淘米水
20ml。

用法：将药物洗净，兑淘米水 20ml 捣烂，涂口腔，1 日涂
10 余次。

方源：湖南省古丈县向楚光。

【方2】吴芋。

用法：将吴芋研成粉，用清水调成糊状，外敷涌泉穴
（双），1 日 1 次。

方源：湖南省桑植县王宏海。

【方3】糖罐子叶。

用法：将鲜糖罐子叶捣烂，取汁涂口腔，日 1 次。

方源：湖南省古丈县向楚光。

白 喉

【方1】鲜藕 60g，鲜土牛膝根 60g。

用法：将上药洗净捣烂挤汁内服。1 日 1 剂，分 3 次服完。

方源：湖南省泸溪县合水乡吴兴富。

【方2】地胆 10g，开喉箭 10g，樟脑 3g，冰片 1g。

用法：上药焙干研末，用小纸筒或竹筒放药吹患处，日 3
次。

方源：湖南省保靖县向天明。

咽 喉 炎

【方1】绿豆 30g，灶心土适量。

用法：将绿豆捣烂，与灶心土共浸入 1 公斤冷开水中，内服浸出液。

说明：本方对急性扁桃体有较好疗效。

方源：湖南省石门县熊鹏辉。

【方2】皂角。

用法：将皂角（有虫勿用）研末调敷，重症可用鹅毛三枝烧桐油外涂。如呕吐可服甘草水。

方源：湖南省湘西土家族民间方。

【方3】灯笼泡干品适量，冰片适量。

用法：灯笼泡干品与冰片研细成末，备用。用时每次吹入咽喉 1~2g。1 日 2~3 次。

说明：灯笼泡为植物倒地铃的成熟果实。具有凉血、清热解毒、消肿止痛等功效。

方源：龙山县洗车镇彭成龙。

【方4】红克马草适量。

用法：鲜红克草洗净，水煎，内服。1 日 1 剂，分 2 次分服。

方源：龙山县坡脚乡田义隆。

对 口 疮

【方1】羊雀花 10g，路边黄花 10g，铧口尖 10g，雷公藤叶 10g。

用法：将上药洗净，捣烂挤汁，外涂患处，1日2至3次。

说明：羊雀花为豆科植物云南锦鸡儿的花。铧口尖，为天南星科植物。

方源：湖南省永顺县陈复兴。

【方2】糖罐子叶适量。

用法：将新鲜糖罐子叶捣烂，外敷患处，1日1剂。

说明：糖罐子叶主治痈肿、溃疡、金疮、刀伤、烫伤具有很好疗效。

方源：湖南省古丈县断龙向楚光。

【方3】六月凉、黄瓜香、糖罐子叶、血藤叶各适量。

用法：鲜药共捣烂外敷。

方源：湖南省永顺县官坝乡李胜友。

舌上生疮

【方1】熟油子6g，芙蓉花30g，细辛6g。

用法：将上药焙干研末，调醋贴脚心，1日2次。

方源：湖南省湘西土家族民间方。

口腔溃疡

【方1】一窝蛆（肺筋草）10g，茶油30g。

用法：用一窝蛆全草放茶油中火熬至黄为度，待冷后用药及茶油搽患处。

方源：湖南省保靖县水银乡民间方。

【方2】水黄连10g，黄剥皮10g，臭牡丹皮20g，野薄荷20g，水蜡烛10g，连翘20g，甘草20g。

用法：水煎，内服。1日1剂，3次分服。

方源：湘西土家族民间方。

【方3】野菊花 20g，打不死 20g，桑椹子 15g，枸杞子 15g，竹根七 15g，黄芪 20g。

用法：水煎内服。1日1剂，3次分服。

方源：湘西土家族民间方。

流　涎

【方1】水头草 6g。

用法：水煎内服，1日1剂，3次分服。

说明：该方主要治小儿流涎。

方源：重庆市秀山自治县刘明祥。

声音嘶哑

【方1】胖大海 9g，蝉蜕 3g。

用法：水煎内服，1日1剂，3次分服。

说明：胖大海有润肺生津作用，蝉蜕有疏散风热作用，故对声音嘶哑具有很好疗效。

方源：重庆市秀山自治县刘彦昌。

【方2】豆豉草 12g，杠炭皮 20g，生姜 12g。

用法：水煎内服，1日1剂，3次分服。

方源：重庆市秀山自治县余辅臣。

痄腮（流行性腮腺炎）

【方1】蜂窝球 20g，金鸡尾 15g，甘草 5g，飞落伞 10g，土茯苓 10g。

用法：水煎服，趁温热时服，1日3次，1日1剂，连服3剂。

说明：献方人用该方治疗痄腮80例，总有效率为98%。

方源：湖南省大庸市二家河医院田廷富。

【方2】惊风草20g，犁头草20g，木芙蓉20g。

用法：将上药洗净，口嚼烂后，贴于患处。1日1剂。

说明：该方有较好的清热解毒作用，对肿红痛初起，如腮腺炎、乳腺炎、急性蜂窝组织炎等病症有效。

方源：湖南省大庸市红土坪乡龚雪松。

【方3】铁马鞭、铺地龙各适量。

用法：洗净捣烂，挤汁外涂患处，干后再涂，1日数次。

说明：本方经当地乡卫生治疗500余例腮腺炎，均有较好效果。

方源：湖南省凤凰县林峰乡卫生院。

【方4】大青叶20g，石灰3g。

用法：共研末，水调，外敷患处。

【方5】飞落伞30g，鸳鸯花藤30g，野菊花15g，铧头草30g，板蓝根15g。

用法：水煎内服，1日1剂，3次分服。

【方6】透骨消30g。

用法：捣烂外敷患处。

【方7】绿豆30g。

用法：研末，用醋调敷患处。

【方8】生大黄10g，黄剥皮10g。

用法：共碾细末，加食醋调敷患处。

【方9】板蓝根10g，蜂窝球10g，铁灯台10g。

用法：水煎服，日3次。

方源：方4～方9由重庆市石柱土家族自治县陶昔安推荐。

【方10】白及、大黄、五倍子、青黛、密陀僧各适量。

用法：将药物共研细末，以浓茶或水调成糊状，敷患处。

【方11】鹿角适量。

用法：将鹿角磨醋至汁浓，用汁涂患处或捣烂如泥，外敷患处。

【方12】仙人掌一块。

用法：将药物剖开成两片，贴敷患处。或捣烂如泥，外敷患处。

【方13】青黛适量。

用法：用白醋将药物调成稀糊状，涂患处。

方源：方10～方13方由湖南省石门县熊鹏辉推荐。

【方14】红包谷根。

用法：将鲜红包谷根洗净捣烂，外敷患处，1日1次。

方源：湖南省保靖县吴坤科。

【方15】鳖甲、水杨梅各适量。

用法：鳖甲、水杨梅根磨水，外擦患处。

方源：湖南省龙山县彭继发。

【方16】土大黄20g，仙人掌60g，青黛10g，朱砂根叶10g，赤小豆10g。

用法：以上药皆用鲜品，共捣烂如泥膏状，外敷患处，每日换1次。

方源：湖北省来凤县凤翔镇杨洪兴。

【方17】铁灯台9g，飞落伞30g，鸳鸯花12g。

用法：水煎，内服。1日1剂，3次分服。

方源：湘西自治州民族医药研究所田华咏。

鼻 衄

【方1】地胡椒适量。

用法：将新鲜地胡椒洗净，捣烂，塞入鼻孔。

说明：地胡椒，即鹅不食草，因其味辛且带胡椒味故称为地胡椒。多生于屋前屋后。

方源：湖南省凤凰县杨景保。

【方2】韭菜10g，童便100ml。

用法：将韭菜绞汁，兑热童便内服。

说明：韭菜有清热凉血之功效，主治鼻衄、吐血等热症。

方源：湖南省湘西土家族民间方。

【方3】鲜萝卜200g，食物5g。

用法：将新鲜的红萝卜或白萝卜洗净，切碎后挤汁去渣，加适量盐至萝卜汁中，当茶饮。1日1剂，分2次口服。

方源：湖北省鹤峰县陈家声。

【方4】鲜白茅根、鲜小蓟各适量。

用法：将药物共捣取汁，每日饮一小茶杯。

方源：湖南省石门县熊鹏辉。

【方5】小儿胎发（量不限）。

用法：将胎发烧成炭研末，吹入鼻内。

方源：湖南省龙山县石牌医院夏治平。

鼻 炎

【方1】地胡椒100g。

用法：用干品100g（鲜品200g），水煎服，1日1剂，2次分服。外用将药研末，加少许冰片，人丹草用凡士林调成10%

的软膏,涂鼻粘膜。

说明:地胡椒即鹅不食草,有祛寒、胜湿、去翳、通鼻窍作用,为治疗鼻炎的主药。

方源:湖南省龙山县烟厂何峥嵘。

【方2】金鸡尾根200g,猪瘦肉250g。

用法:将金鸡尾根洗净同切碎的猪肉同煮,待猪肉煮熟后,去渣,喝汤食肉,1日1剂,1日3次。

方源:湖南省龙山县民间方。

泪道阻塞

【方1】木耳、木贼各30g。

用法:用干木耳烧存性与木贼研成末,每次6g,用热米汤冲服。1日3次。

方源:湖北省巴东县土家族民间方。

耳内生疮

【方1】大老鸦酸适量。

用法:将新鲜老鸦酸洗净捣烂,外敷患处,1日1剂。

说明:大老鸦酸又名酒刺草、蛇不过、扛扳归。

方源:湖南省永顺县王东清。

【方2】铁灯台(鲜品)适量,食醋适量。

用法:鲜药(茎块)洗净,用食醋磨成糊状涂患处。1日3~4次。

方源:湖南省石门县熊鹏烽。

耳　聋

【方1】甘遂、甘草各适量。

用法：将两药研粉，各适量分包，分别塞入两耳中。

说明：该方利用"相反"的药对，对耳聋进行治疗。

方源：重庆市秀山自治县廖达用。

【方2】响铃草30g，笔筒草15g，水灯草15g，水皂角15g，皂角刺15g。

用法：上药同猪蹄或猪耳朵炖、食猪蹄或猪耳朵，喝药汤。1日2次，1日1剂。

说明：响铃草为豆科植物假地蓝的全草，俗称野花生。

方源：湖南省湘西土家族民间方。

【方3】核桃仁3个，藕节三个，猪耳朵1只。

用法：将核桃去壳，与藕节，猪耳朵一起炖熟，药与汤同服。1日1剂，3次分服。

说明：该方对肾虚引起耳鸣耳聋有较好疗效。特别是突发性暴聋疗效显著。

方源：湖南省龙山县兴隆街张胜富。

【方4】虎耳草50g，大蒜头2个。

用法：鲜虎耳草和大蒜头和捣烂，挤汁滴耳，1日3至4次。

方源：湘西土家族民间方。

【方5】木耳、白糖。

用法：用木耳一撮醋炒，加白糖拌食，甚者数次即愈。

方源：湖南省湘西土家族民间验方。

中耳炎

【方1】麻油、鸡蛋等量。

用法：将药物搅拌均匀。将耳道擦洗干净，滴药液4至6滴入耳，以棉球塞外耳道。

【方2】五倍子、枯矾、蛇蜕各等量。

用法：将药物研末，吹入耳中，每日一次。适用于化脓性中耳炎。

【方3】核桃油适量，冰片少许。

用法：将药物混合均匀滴耳。

方源：以上方由湖南省石门县中医院熊鹏辉推荐。

【方4】马钱子、白酒适量。

用法：用马钱子磨酒滴耳，日2次。

方源：湖北省鹤峰县向家恩。

【方5】飞落伞15g，鸳鸯花30g，野菊花10g，连翘15g，人丹草6g（后下）。

用法：水煎，内服。1日1剂，3次分服。

方源：湘西土家族民间方。

牙 痛

【方1】牛王刺根50g，白杨树根50g。

用法：将鲜药洗净，切成片或段，煎水漱口，1日数次。

说明：牛王刺学名云实。

方源：湖南省永顺县土家族民间方。

【方2】细辛10g，升麻10g，山茶15g，条芩12g，元明粉12g，甘草10g，骨碎补15g。

用法：水煎服，1 日 1 剂，3 次分服。

说明：该方治疗胃火上炎所致的风火牙痛疗效甚佳。

方源：湖南省大庸市三家馆乡卫生院。

【方3】当归 10g，细辛 10g，防风 10g，川椒 10g，破故纸10g。

用法：武火煎，取汁 100ml 兑白酒 20ml。先漱口并含于口内 10 至 15 分钟后吐出，再第 2 次将药汁口服。1 日 1 剂。

说明：一般 1 至 2 剂止痛消肿。

方源：湖南省大庸市枫香岗田奇祥。

【方4】团鱼壳（鳖甲）10g。

用法：将鳖甲壳焙黄研末，用旱烟将药物卷入烟卷内，先用牙咬一点，嚼烂吞服，然后点燃，用口吸旱烟数口，1 日数次。

方源：湖南省大庸市教子垭镇覃海洲。

【方4】当归 9g，川芎 9g，细辛 9g，荜拨 9g，藁本 9g，白芷 9g，露蜂房 9g，羌活 9g，麻黄 9g，地骨皮 9g。

用法：水煎内服，1 日 1 剂，3 次分服。

说明：临床应用效果确切，收效甚佳。

方源：湖南省湘西土家族民间方。

【方6】四季菜 15g，豆豉草 20g。

用法：水煎含漱，1 日数次。

说明：四季菜又名鸭脚艾，为菊科植物。豆豉草，又称下搜山，为鸢尾科植物，有止痛作用。

方源：重庆市秀山自治县田德正。

【方7】鸡蛋 21 个，白酒适量。

用法：用白酒将鸡蛋煮熟，去壳内服，1 日 3 次，1 次 1 个，连服 7 日。

方源：湖南省桑植县刘家坪乡熊正明。

【方8】露蜂窝（无子）。

用法：用露蜂窝冲开水，含漱口。

方源：贵州省沿河县崔照国。

【方9】鲜黄剥皮适量。

用法：将药物含牙痛处。

【方10】玄参片2片，冰片少量。

用法：将冰片撒于玄参片上，用棉花包裹，含牙痛处。

方源：以上二方由湖南省石门县中医院熊鹏辉推荐。

【方11】天泡子、韭菜子。

用法：用天泡子捣烂麻油共调匀搽牙，韭菜子烧烟，取竹筒引向虫牙处。

方源：湖南省湘西民间验方。

【方12】青盐、火硝、硼砂、樟脑各3g。

用法：上药研末，搽患处。不论风火虫牙，搽上即止。

方源：湖南省湘西土家族民间方。

【方13】苍耳子10g，鸡蛋1枚。

用法：苍耳子炒黄去壳，研末。鸡蛋去壳与药末调匀、炒熟，内服。1日1剂。

方源：湖北省长阳自治县民间方。

【方14】克马草（鲜）、铁马鞭草（鲜）各适量。

用法：药物洗净，捣烂，挤汁，内服。1日1剂，2次分服。

方源：湘西土家族民间方。

【方15】食盐3g，硼砂3g，樟脑3g，火硝3g。

用法：上药共研末，涂痛牙周围。1日3～4次。

方源：湘西土家族民间方。

【方16】冰片3g，雄黄3g，火硝粉3g，元明粉3g。

用法：共研末，外涂患牙处。1日2～次。

方源：湘西土家族民间方。

磨　牙

【方1】槟榔5g，黑丑3g，炙甘草2g。

用法：水煎内服，1日1剂，3次分服。

说明：槟榔、黑丑均具有杀虫、消积作用，对蛔虫等引起的磨牙有良好的效果。

方源：重庆市秀山自治县张付友。

急性结膜炎

【方1】水黄连20g，九里光20g。

用法：鲜药煎水过虑，用药液滴眼，1日3至4次。

说明：水黄连为龙胆科獐牙菜属植物川东獐牙菜，俗称青鱼胆草、水灵芝、河风草。

方源：湖南省湘西自治州民族医药研究所田华泳。

【方2】龙胆草50g，鲜飞落伞50g。

用法：煎水洗眼，每日2至3次（治火眼）。

【方3】蜂窝球50g，野菊花50g。

用法：煎水洗眼，每日2至3次（治火眼）。

【方4】黄连、人乳。

用法：用人乳磨黄连。用药水搽眼四周（治火眼）。

方源：以上方由重庆市石柱土家族自治县陶昔安推荐。

【方5】飞落伞120g。

用法：水煎服，1日1剂，分两次温服。

说明：适应急性结膜炎，土家医称火眼。

方源：湖南省石门县熊鹏辉。

【方6】犁头草100g。

用法：将鲜品捣烂外敷或煎水蘸纱布热敷患处，1日3至4次。也可煎水内服。1日1剂，2次分服。

方源：湖南省龙山县烟厂何峥嵘。

【方7】樱桃核数颗。

用法：磨水，擦患处。主治眼丹及"偷针眼"。

【方8】蚕砂15g。

用法：置瓦片上，文火焙焦，研末，用醋调涂患处。主治烂眼边眼痒痛，经久不愈者。

【方9】白矾3g，白菊花10g。

用法：水煎洗，主治烂眼边痒痛者。

［方2］大乌泡嫩尖30g。

用法：捣绒取汁，加入等量人乳，调和点眼。主治眼翳。

方源：湘西土家族民间方。

方源：以上方由重庆市石柱土家族自治县陶昔安推荐。

【方10】马蹄香10g，黄瓜香10g，铧口尖10g，天青地白10g。

用法：将上述鲜药捣烂，闭目敷眼皮上，干后再换。

方源：重庆市秀山自治县庹宣延。

【方11】红花、白菊花、鸳鸯花、大黄、克马草、散血草、铁马鞭、甘草各适量。

用法：水煎，1日2次外洗。

【方12】野菊花20g，地蜂子20g。

用法：水煎，内服外用。药水洗眼，内服1日2次。

方源：湖北鹤峰县田贻福。

【方13】鲜桑叶50g。

用法：水煎，外用。药水洗双眼，1日2~3次。

方源：湖北省鹤峰县王炯。

【方14】鸳鸯花6g，白菊花6g，大黄9g，克马草10g，散血草10g。

用法：水煎，内服。1日1剂，3次分服。

方源：湘西土家族民间方。

角膜云翳

【方1】翳子草10g，老鸹酸10g，蜂窝球10g，散血草10g，朴硝10g。

用法：上方中除朴硝外，均用鲜品（洗净），共捣拦如泥状，挤汁点云翳处。1日2～3次。

方源：湘西土家族民间方。

夜 盲 症

【方1】地瓜叶（红薯叶）50g，红糖50g。

用法：将地瓜叶洗净，切碎后加红糖炖熟，去药渣内服药汤。1日1剂，2次分服。

方源：湖南省永顺县陈正达。

【方2】青葙子9g，熟油子6g。

用法：将上药共研细末蒸鸡肝吃，1日2次。

方源：重庆市秀山自治县艾其富。

【方3】鸡眼草12g，猪肝100g。

用法：将鸡眼草洗净焙干后研末，与猪肝蒸熟，食猪肝，1日1剂，2次分服。

方源：湖北省长阳县土家族民间方。

【方4】伸筋草 10g（炒成炭），鸡肝 1 具。

用法：将伸筋草炭研末，撒于鸡肝上，蒸熟后食用，治夜盲。

【方5】草决明 10g，鸡肝 1 具（无鸡肝亦可用适量的猪肝或羊肝代替）。

用法：将草决明加水煎取汁，将鸡肝放如汁内，蒸熟后食用，治夜盲。

方源：以上由重庆市石柱自治县陶昔安推荐。

【方6】水皂角根 30g。

用法：将药和猪脚同炖，吃猪脚喝汤，1 日 1 次，连服 3 至 4 剂。

说明：水皂角，又称合萌、野含羞草、野槐树，为豆科植物田皂角的根。

方源：重庆市秀山自治县罗英松。

【方7】三叶人字草 15g，猪肝适量。

用法：将三叶人字草炒黄或焙黄研末，拌猪肝炖服。1 日 1 剂，1 次内服。

方源：湖北省长阳土家族自治县民间方。

【方8】丝瓜花 30g，鸡肝一具。

用法：上述两药蒸熟，加适当食盐内服。1 日 1 剂，3 剂为 1 疗程。

方源：湖北省长阳自治县民间方。

【方9】锡皮草适量、猪肝适量。

用法：放在锅内煮熟，内服。1 日 1 剂。

方源：湘西土家族民间方。

翳状胬肉

【方 1】玄参 10g，生地 20g，酒白芍 10g，白菊 10g，木贼 10g，蝉衣 10g，栀子 10g，桑皮 10g，石决明 10g，条芩 10g，淮木通 15g，克马草子 15g，甘草 5g。

用法：水煎服，1 日 1 剂，3 次分服（饭后热服）。

说明：轻者 3 至 5 剂，重者 5 至 10 剂。

方源：湖南省桑植县瑞塔铺陈友德。

【方 2】苦荞莜、破铜钱各 20g，一朵云 15g。

用法：水煎服。主治视物不清或眼雾。

方源：重庆市石柱土家族自治县陶昔安。

【方 3】交麻细辛一株。

用法：将生药捣绒，用三层纸包贴额心，皮肤发痒即可去药，贴药处若起水泡者，可用消毒针刺破，涂紫药水即愈。

说明：交麻细辛又称地海椒毛茛。

方源：重庆市秀山自治县吴传益。

眼球外伤

【方 1】红花 5g，生地黄 10g。

用法：两药研粉，用鸡蛋清调成糊状，嘱患者闭目，将药物敷于眼脸，外用纱布及胶布固定。药物干后可用 0.9% 的生理盐水湿润，1 日换 1 次。

方源：湖南省大庸市官黎坪侯德顺。

急性青光眼

【方1】野菊花15g，光明叶30g，黄芩10g，黄剥皮10g，珠砂（水飞）1g，青鱼苦胆3g。

用法：水煎服，1日1剂，3次分服。

说明：该方为内服方，配上滴眼剂效果很好。滴眼剂的药物为虾子蛋3g，青鱼胆汁3g。

制法：先将虾子蛋用布挤汁放入青鱼胆汁内，过滤后滴眼、1日2至3次。

方源：湖南省古丈县坪坝乡周连通。

皮 肤 科

湿 疹

【方1】苦荞药、五爪龙、铁灯台、川椒各等份。

用法：煎水外洗，1日一剂，1日2～3次。

方源：湖北省鹤峰县田贻福。

【方2】五爪龙、蛇不过适量。

用法：将上药焙干研末，外撒患处。

方源：湖北省鹤峰县汤习如。

【方3】老虎胗子七、胶股兰适量。

用法：用尾子酒和水各半泡浸药物一周。用时将药水涂患处。

方源：湖北省长阳土家族自治县郑祖纯。

【方4】九灵光20g，五爪龙20g，满天星20g，川椒叶10g，硫磺研粉。用桐油调药汁与硫磺成膏，外搽患处。1日～3次。

【方5】苦荞药20g，铁灯台20g，五爪龙20g，川椒10g。

用法：水煎，外用。洗患处，1日2～3次。

方源：湖北省鹤峰县田贻福。

【方6】五爪龙50g，蛇不过50g。

用法：将鲜药焙干研末，外敷患处，1日1～2次。

方源：湖北省鹤峰县汤习如。

【方7】鲜辣蓼草500g，皂角刺100g。

用法：水煎，外用。用温药水洗患处，1日1剂，5剂为1疗程。

方源：湖北省长阳自治县民间方。

【方8】臭牡丹（鲜）50g。

用法：用鲜臭牡丹全株洗净，晒干或焙干，研末，细纱布包扎，用温开水浸湿，外敷患处。1日多次。

方源；湖北省长阳自治县民间方。

带状疱疹

【方1】铁灯台20g，雄王连20g。

用法：上述两种鲜药或干品磨水，外搽患处，1日4~5次。

方源：湘西土家族民间方。

【方2】五爪龙、蛇不过、雄黄、大蒜各适量。

用法：上述鲜药捣烂挤汁，外搽患处，1日3~4次

方源：湖北鄂西土家族民间方。

【方3】鲜蛇不过适量、醋、白糖适量。

用法：鲜蛇不过捣烂，加白糖，醋适量拌匀，挤汁，外搽患处，1日1剂，1日2~3次。

方源：湖北省长阳自治县民间方。

【方4】剪刀草洗净，捣烂。蛇蜕焙干，研成细末。

两药合匀，外敷患处。1日换药1~2次。

方源：湘西土家族民间方。

【方5】八角莲适量、陈醋适量。

用法：八角莲（干品、鲜品均可），干品研末，鲜品捣烂成泥状。用陈醋调匀外敷患处，1日3~4次。

注：陈醋，以发酵陈醋为佳品，调敷效果好。

方源：湘西土家族民间方。

【方6】半边莲及满天星全草适量。

用法：将药物捣烂取汁，以汁擦患处。

说明：此方适用于带状疱疹，民间俗称"蛇板疮"。

【方7】千里光、木芙蓉叶、飞落伞、马鞭草、野菊花全草各适量。

用法：将上药加水煎煮，用水汁擦洗患处。

方源：以上方由湖南省石门县熊鹏辉推荐。

【方8】辣蓼草叶适量。

用法：将鲜叶洗净，用手将鲜叶揉挤，用药汁擦患处，1日3至4次。

方源：湖南省龙山县蒋衡甫。

【方9】火炮树叶、鲜小红土虫、茶油。

用法：将火炮树叶，土虫焙干研细。用茶油调好外用。

方源：湖南省龙山县李昌熬。

风　疹

【方1】紫草100g，飞落伞100g，人丹草100g。

用法：煎水外洗，1日1剂，日洗3次。

【方2】雨点草30g。

用法：煮鸡蛋吃，亦可兑淘米水服。

说明：雨点草为满天星，为伞形科植物天胡荽的全草。

方源：重庆市秀山自治县邓兴福。

【方3】羌活、当归、独活、防风、天麻、川芎、甘草。

用法：与海桐皮，何首乌共为细末炼蜜丸如弹子大，每服一丸，空心细嚼，温酒送下，有汗避风寒，忌油腥物。

方源：湖南省湘西民间验方。

癣

【方1】土大黄叶。

用法：将新鲜土大黄叶放于火上轻烤，尔后挤汁，外搽患处。1日2至3次。

方源：湖南省保靖县向安平。

【方2】川椒粉5g，马桑树尖7个，雄黄15g，菜油50g。

用法：将上药研末，用菜油调匀，外用，1日2次。

方源：贵州省印江县李光华。

【方3】生三步跳、小酒（醋）。

用法：用生三步跳磨小酒搽患处。

方源：湖南省龙山县夏治平。

【方4】轻粉1.5g，樟脑2g，黄丹20g。

用法：将上药研成粉，先用茶叶水外洗患处。再用核桃油外搽患处，最后将药粉涂在患处。

方源：湖南省桑植县庹超群。

【方5】土浆树油适量。

用法：将患处用茶水洗净，然后涂上药，日三次。

方源：湖南省大庸市李德伍。

【方6】芥皮树叶、醋。

用法：将芥皮树叶焙干研末，兑醋外涂患处，1日2次。

方源：湖南省泸溪县瞿绍双。

【方7】乌桕树叶适量。

用法：将叶捣烂取汁涂搽患处。

方源：湖南省石门县中医院熊鹏辉。

斑 秃

【方1】代赭石 120g。

用法：将生代赭石研末，每次口服 3g。日服 2 次，早饭前 1 小时服 1 次，晚饭后 1 小时服 1 次，温开水送服。

说明：经治疗 20 例患者，一般在 20 天左右治愈，治愈率达 90% 以上。现代药理表明：代赭石有促进红细胞和血红蛋白新生的作用，以补血生发。

方源：湘西土家族民间方。

疥 疮

【方1】升化硫、水银、冰片，三药按 10∶1∶1 配之。

用法：将上药研末，先洗浴全身。尔后将药粉涂于患处。孕妇忌用。

方源：湖南省大庸市侯德顺。

【方2】断肠草、独角连、一枝箭、雄黄、硫磺、冰片。

用法：将新鲜草药焙干，同雄黄、冰片研末，外涂患处。或煎水浴身，1 日 1 次。

方源：贵州省印江县李光华。

牛 皮 癣

【方1】花椒 9g，黄剥皮 12g，冰片 6g，茶油适量。

用法：先将上药研成末，再将茶油烧熟，用熟茶油兑药内服，1 日 2 次。

方源：湖南省保靖县彭官福。

【方2】野棉花根、水蜈蚣、蜈蚣、千脚虫、白酒、鸡蛋清各适量。

用法：千脚虫焙干研粉，用煎好的药水兑于药粉中，再将鸡蛋打破，去蛋黄，用鸡蛋清将上药调成糊状备用。用时先在患处涂一点白酒，然后敷药。

方源：湖南省保靖县贾兴隆。

【方3】奶浆藤汁1g。

用法：直接将药水配牙痛水涂患处，1日3次。

方源：湖南省龙山县石开相。

【方4】白龙草50g，黄金草50g，红粮10g，斑蝥10g，苦痧药30g，陈茶油50g。

用法：将上药研成细末，将陈茶油煮沸，调成糊状，外涂患处。

方源：湖南省大庸市肖官登、胡国强。

全身瘙痒

【方1】苡米12g，茯苓12g，苍术10g，人丹草5g，当归10g，生地10g，苏木10g。

用法：水煎服，1日1剂。

【方2】苦痧药50g，甘草50g，芒硝6g。

用法：将药物用适量清水煎煮，洗澡，每日一次。此方与上方同用效果更佳。

说明：本方对遍身奇痒，抓破流血结痂，但未化脓，久久不愈者有良效。

方源：以上方由湖南省石门县熊鹏辉推荐。

雀　斑

【方1】无根藤适量。

用法：将鲜品无根藤捣烂取汁涂患处，每天1至2次。

说明：无根藤为旋花科植物菟丝子。

方源：湖南省凤凰县民间验方。

【方2】黑牵牛。

用法：黑牵牛研为末，用鸡蛋清调敷，夜涂早洗。

方源：湖南省湘西土家族民间方。

斑　汗

【方1】硫磺、密陀僧、火硝各等分。

用法：以上药共研细末，用水调搽，微痛勿惊，次日洗去，其斑高出，再用香野大沙石上石花刮下细末，醋调搽之即退。

方源：湖南省湘西民间验方。

狐　臭

【方1】枯矾、蛤粉、樟脑、麝香、洋姜片各适量。

用法：以上药共研细末和糯米放腋窝夹之，随饼出水，将饼埋入土中不要让人碰见。

方源：湖南省湘西土家族民间方。

男 性 病

遗 精

【方1】桐子花9g。

用法：将桐子花焙干，然后烧灰，用白开水吞服，每次3g。1日3次。

说明：桐子花烧成灰后，增加其收敛作用。

方源：重庆市秀山自治县民间验方。

【方2】枣皮12g，朱衣茯苓（神）15g，牡蛎20g。

用法：水煎内服，1日1剂，3次分服。

说明：枣皮，又称山茱萸、有补益肝肾、收敛固涩作用，朱衣茯苓或茯神有宁心安神作用，牡蛎有收涩作用，合而用之，有安神、补益、固涩之效，方简而效著。

方源：重庆市秀山自治县余辅臣。

【方3】小血藤、过风藤、枣树根、毛绣球、枫树根、桑树根、龙船泡根各适量。

用法：水煎服，1日1剂，2次分服。

方源：湖南省湘西民间验方。

【方4】土牡蛎18g，柏子仁10g，糖罐子根20g，土党参10g，棉花根10g，算盘珠根20g。

用法：水煎内服，1日1剂，3次分服。

方源：湖北省来凤县凤翔镇杨洪兴。

阳 痿

【方1】一点白50g，补骨脂15g，刺首乌10g，仙茅6g。

用法：水煎服，1日1剂，2次分服。

说明：一点白为萝藦科植物，具有温肾之功。该方同猪腰蒸食，效果更显著。

方源：湖南省吉首市民间方。

【方2】桂鱼风根100g，仔公鸡1只。

用法：将桂鱼风根洗净切成小段，放入剖开的公鸡体内（不放盐），蒸熟后、去药渣，吃鸡喝药汤，1日2次。

说明：选择子公鸡最好是选刚开叫的公鸡，此时仔鸡最有补精填髓作用。加之补肾壮阳之桂鱼风根，治疗阳痿效果更为显著。

方源：湖北省鄂西药物志。

【方3】母鸡1只，白酒适量。

用法：每日用硫磺1g拌入鸡饲料中喂母鸡，三周后杀之，除毛去内脏，用白酒或米酒适量喷洒在鸡肉上，入锅内蒸熟，分3次服完。

说明：硫磺具有助阳益火作用，通过饲养母鸡，使之更具有补阳益精之作用。

方源：湖南省永顺县土家族民间方。

【方4】黄狗肾（阴茎）一个，五味子50g。

用法：水煎，1日1剂，分三次服。

方源：贵州省沿河县崔照国。

缩 阴 症

【方1】硫磺、胡椒。

用法：以上共研末，开水调敷脐部，外用棉絮盖之，锡壶贮开水放棉絮上使热气入肚，缩者自出。

方源：湖南省湘西土家族民间方。

男 性 不 育 症

【方1】千年棕15g，野高粱15g，大血藤15g，小血藤15g，血报木15g，雷公藤15g，鸡冠木15g，见血飞15g。

用法：水煎，内服。1日1剂，2次分服。

方源：湘西土家族民间方。

【方2】红牛膝10g，大红花10g，桃树皮10g，大血藤10g，小血藤10g，笔筒草10g，红胡椒7粒，四季花10g，血报木10g，米春子10g。

用法：水煎，内服。1日1剂，2次分服。

方源：湘西土家族民间方。

【方3】鹅毛通10g，小杆子10g，红牛膝8g，天青地白10g，肺筋草10g，大血藤10g，小血藤10g，大通草10g。

用法：水煎，内服。1日1剂，2次分服。

方源：湘西土家族民间方。

【方4】叶下红12g，四季花12g，益母草12g。

用法：水煎，内服。药水兑甜油内服。1日1剂，3次分服。

方源：湘西土家族民间方。

【方5】鹅毛通12g，威灵仙10g，九里光10g，三七10g，叶下红10g，五爪凤10g，五匹蛇泡草12g，锯子草10g，大血藤

12g。

　　用法：水煎，内服。1日1剂，3次分服。

　　方源：湘西土家族民间方。

　　【方6】韭菜蔸15g，小人参15g，红牛膝15g，白酒适量。

　　用法：药物切细用白酒兑，放在锅中蒸熟。每日早晨空服1次。

　　方源：湘西土家族民间方。